Zu diesem Buch Vollwert, Vollkorn, biologisch, vegetarisch – man ist und ißt heute gesundheitsbewußt. Insbesondere hinsichtlich der *fleischlosen* Ernährung hat sich in den letzten Jahren ein bemerkenswerter Wandel vollzogen. Was noch vor kurzem als sicheres Erkennungszeichen für Spinner galt, ist jetzt nicht nur gesellschaftsfähig, sondern sogar «in».

Dürfen wir Tiere umbringen, um ihre toten Körper essen zu können? Die Diskriminierung aufgrund der Art oder Spezies, der *Speziesismus*, ist ebenso willkürlich, falsch und unhaltbar wie die Diskriminierung aufgrund von Rasse und Geschlecht. Rasse, Geschlecht und Spezies sind gleichermaßen untaugliche moralische Kriterien!

Der Rassist sagt: «Weil du eine schwarze Haut hast, darf ich dich als Sklaven halten.» Der Sexist sagt: «Weil du eine Frau bist, darfst du nicht zur Wahl gehen.» Und der Speziesist sagt: «Weil du ein Tier bist, kann ich dich lebenslang in Zoos sperren, mit dir grausame Experimente durchführen und dich umbringen und aufessen.» Rassismus, Sexismus und Speziesismus befinden sich logisch und ethisch auf der gleichen Ebene. Sie sind Verstöße gegen das grundlegende moralische Gleichheitsprinzip.

Wir brauchen für Tiere keine neue Moral. Wir müssen lediglich aufhören, Tiere willkürlich aus der vorhandenen Moral auszuschließen.

In diesem Buch erzählen Prominente, warum sie kein Fleisch essen.

Der Herausgeber Mag. Dr. Helmut F. Kaplan, geboren 1952, ist Philosoph und Autor. Studium der Philosophie, Psychologie, Psychiatrie, Psychopathologie und Pädagogik. Zahlreiche Aufsätze und Bücher über die Philosophie und Psychologie der Mensch-Tier-Beziehung, des Vegetarismus und des Fleischessens. Letzte Buchveröffentlichung: *Leichenschmaus – Ethische Gründe für eine vegetarische Ernährung* (rororo Sachbuch 9513).

HELMUT F. KAPLAN (HG.)

Warum ich Vegetarier bin

Prominente erzählen

rororo

Rowohlt

Originalausgabe
Veröffentlicht im Rowohlt Taschenbuch Verlag GmbH,
Reinbek bei Hamburg, Juli 1995

Lektorat Jürgen Volbeding
Umschlaggestaltung Barbara Thoben
(Fotos: Molkenthin Studio/ZEFA Stockmarket)
Satz Iridium (Linotronic 500)
Gesamtherstellung Clausen & Bosse, Leck
Printed in Germany
1290-ISBN 3 499 19675 1

INHALT

Für einen Bissen Fleisch nehmen wir einem Tier die Sonne und das Licht und das bißchen Leben und Zeit, an dem sich zu erfreuen seine Bestimmung gewesen wäre.

Plutarch

Vorwort

«Tiere sind meine Freunde... und meine Freunde esse ich nicht.» Dieser Ausspruch George Bernard Shaws bringt die moralische Absurdität des Fleischessens in geradezu genialer Weise auf den Punkt.

Den prominenten Autoren, die in diesem Buch zu Wort kommen, gebührt ebenfalls Dank. Sie bekennen sich offen und öffentlich zu einer Idee und tragen so zur Verwirklichung dieser Idee bei. Damit kommen sie der Verpflichtung, die Prominenz meines Erachtens beinhaltet – sie in den Dienst einer guten Sache zu stellen –, in vorbildlicher Weise nach. Wer im «Rampenlicht der Öffentlichkeit» steht, wie es heute so schön heißt, der sollte dies dazu nutzen, um die Begeisterungsfähigkeit und das Engagement der Menschen zu wecken – besonders der jungen Menschen, deren Denken und Fühlen noch nicht einzementiert ist in das, was wir als «Realität» zu bezeichnen gewohnt sind:

«Das Wissen vom Leben, das wir Erwachsene den Jugendlichen mitzuteilen haben, lautet... nicht: ‹Die Wirklichkeit wird schon unter euren Idealen aufräumen›, sondern: ‹Wachset in eure Ideale hinein, daß das Leben sie euch nicht nehmen kann.› Wenn die Menschen das würden, was sie mit vierzehn Jahren sind, wie ganz anders wäre die Welt!» (Albert Schweitzer)

Die Beendigung der sinnlosen und grausamen Massaker gegen Tiere, die Tag und Nacht, ununterbrochen, mitten unter uns und *für uns* stattfinden, ist gewiß ein Ziel, für das zu begeistern sich lohnt!

Und es gibt ja auch, aller Rückschläge und realen Unzulänglichkeiten zum Trotz, einen moralischen Fortschritt. Dieser besteht in der langsamen, aber stetigen Ausdehnung der moralischen Sphäre, das heißt in der Erweiterung jenes Bereiches, innerhalb dessen unsere moralischen Regeln und Rücksichten Geltung haben. Wir haben erkannt, daß andere Stämme, andere Nationen, andere Rassen und das andere Geschlecht in unsere moralische Sphäre aufgenommen werden müssen. Wir haben eingesehen, daß Rassismus und Sexismus moralisch willkürliche Diskriminierungen sind, weil Rasse und Geschlecht moralisch unwesentliche Merkmale sind.

Der nächste konsequente Schritt besteht darin zu erkennen, daß nicht nur die Rassen- und Geschlechtszugehörigkeit moralisch bedeutungslos sind, sondern auch die Artzugehörigkeit: «Die Frage ist nicht: können sie *denken*? oder: können sie *sprechen*?, sondern: können sie *leiden*?» bemerkte der englische Philosoph Jeremy Bentham bereits vor über 200 Jahren in bezug auf fühlende Lebewesen.

Die Diskriminierung aufgrund der Art oder Spezies, der *Speziesismus*, ist ebenso willkürlich, falsch und unhaltbar wie die Diskriminierung aufgrund von Rasse und Geschlecht. Rasse, Geschlecht und Spezies sind gleichermaßen untaugliche moralische Kriterien.

Der Rassist sagt: «Weil du eine schwarze Haut hast, darf ich dich als Sklaven halten.» Der Sexist sagt: «Weil du eine Frau bist, darfst du nicht zur Wahl gehen.» Und der Speziesist sagt: «Weil du ein Tier bist, kann ich dich lebenslang in Zoos sperren, mit dir grausame Experimente durchführen und dich umbringen und aufessen.» Rassismus, Sexismus und Speziesismus befinden sich logisch und ethisch auf der gleichen Ebene. Sie sind Verstöße gegen das grundlegende moralische Gleichheitsprinzip.

Dabei behauptet natürlich kein vernünftiger Mensch, daß Menschen und Tiere in einem faktischen Sinne gleich sind. Natürlich sind Menschen und Tiere verschieden – so wie auch die Menschen untereinander verschieden sind. Menschen und Tiere haben, wie die Menschen untereinander, unterschiedliche Interessen.

Deshalb verlangt auch niemand ernsthaft, daß Menschen und Tiere gleich behandelt werden sollten. Unterschiedliche Interessen erfordern und rechtfertigen eine unterschiedliche Behandlung. Tiere brauchen zum Beispiel im Unterschied zu Menschen keine Religionsfreiheit, weil sie keine Religion haben – so wie Männer im Unterschied zu Frauen keinen Schwangerschaftsurlaub brauchen, weil sie nicht schwanger werden können.

Was das moralische Gleichheitsprinzip fordert, ist schlicht dies: *Wo* und *soweit* Menschen und Tiere ähnliche Interessen haben, *da* sollen diese ähnlichen Interessen auch gleich berücksichtigt, moralisch gleich ernstgenommen werden. Zum Beispiel:

Weil alle Menschen ein Interesse an angemessener Nahrung und Unterkunft haben, sollen wir dieses Interesse auch bei allen Menschen gleich berücksichtigen –

und dürfen nicht willkürliche Diskriminierungen aufgrund der Rassen- oder Geschlechtszugehörigkeit vornehmen. Und: Weil sowohl Menschen als auch Tiere leidensfähig sind, sollen wir das Interesse, nicht zu leiden, bei Menschen und Tieren gleich berücksichtigen – und dürfen nicht willkürliche Diskriminierungen aufgrund der Artzugehörigkeit vornehmen.

Wir brauchen für Tiere keine neue Moral. Wir müssen lediglich aufhören, Tiere willkürlich aus der vorhandenen Moral auszuschließen. Dies wird gewiß ein schwieriger und langwieriger Prozeß werden. Aber das war bei der Befreiung der Sklaven und bei der Emanzipation der Frauen nicht anders. In den USA wurde die Sklaverei erst 1865 abgeschafft. In der Schweiz wurde das Frauenwahlrecht auf Bundesebene erst 1971 eingeführt. Die Befreiung der Tiere, der Sklaven des 20. Jahrhunderts, hat eben erst begonnen. Aber die Tendenz in der Moralentwicklung ist unumkehrbar. Und wäre sie es nicht – wir hätten allen Grund, uns dagegen zu wehren!

Helmut F. Kaplan

BRYAN ADAMS *Musiker*

Ich bin seit zwölf Jahren Vegetarier. Und ich war noch nie ernsthaft krank. Vegetarische Ernährung stärkt das Immunsystem. Ich glaube, daß Fleisch krank macht.

FRANZ ALT *Journalist*

Tierliebe und Weltfrieden

Am 15. Januar 1985 fragte mich nach einem Vortrag über «Krieg und Frieden» in Düsseldorf eine Frau, ob ich das Wort von Leo Tolstoi kenne: «Solange es Schlachthöfe gibt, wird es Schlachtfelder geben.» Ich mußte verneinen. Ich hatte es nie gehört. Während der Bahnfahrt nach Baden-Baden las ich dieses Zitat in einem Zeitungsartikel, und kurz danach fand ich es noch mal in einem Buch. Seither hat mich dieser Gedanke nicht mehr losgelassen: «Solange es Schlachthöfe gibt, wird es Schlachtfelder geben»? Stimmt das wirklich: Sollte es tatsächlich diesen Zusammenhang geben zwischen unserem Verhalten gegenüber Tieren und der Politik? Gehört es gar zu einem friedlichen Leben, kein Fleisch zu essen?

Ich hatte bis zum Januar 1985 durchschnittlich viel Fleisch und überdurchschnittlich viel Wurst gegessen.

Das Tolstoi-Zitat, das mich innerhalb von wenigen Stunden gleich dreimal getroffen hatte, gab mir zu denken. Ich begann, mich kundig zu machen, und wollte mehr über die Zusammenhänge zwischen fleischlicher Nahrung und Friedenspolitik wissen.

Heute bin ich ein 80 %-Vegetarier. Gelegentlich esse ich noch Fleisch oder Wurst. Ein Dogma ist der Vegetarismus für mich also nicht. Aber er gab mir Hinweise für ein vernünftigeres, gesünderes und angenehmeres Leben.

Vegetarisches Essen bedeutet für mich keinen Verzicht und hat auch nichts mit Askese zu tun. Aber viel mit politischem Bewußtsein, mit besserem Essen und mit Lebensqualität. Präsident Bill Clinton hat in einer Fernsehansprache darauf hingewiesen: Wenn die US-Bürger 10 % weniger Fleisch essen würden, müßten 60 Millionen Menschen in der sogenannten dritten Welt weniger hungern. Der Zusammenhang zwischen einem vernünftigen, undogmatischen Vegetarismus und dem Weltfrieden scheint bis in die Spitze der Politik allmählich klarzuwerden.

Wenn Menschen im reichen Norden sich durch Fleisch fett essen und permanent Abspeckungsprobleme haben, während Milliarden Menschen hungern, dann hat übermäßiger Fleischkonsum viel mit Gewalt zu tun – auch wenn uns diese Zusammenhänge meist nicht bewußt sind.

Wer einmal verstanden hat, daß zur Produktion von fleischlicher Nahrung etwa siebenmal soviel Kalorien notwendig sind wie zur Produktion von pflanzlicher Nahrung, der beginnt die tiefe Verbindung von persönlichem und politischem Frieden zu ahnen.

Wahrscheinlich werden wir auch nicht imstande sein,

die Energieprobleme auf unserem Globus zu lösen, solange wir Nahrungsmittel aus der «dritten Welt» viele tausend Kilometer als Massentier-Futter nach Europa transportieren. Solange der Fleischkonsum in Deutschland pro Kopf und Jahr circa 100 kg beträgt, muß es hier tierquälerische Massentierhaltung geben. Die Art und Weise aber, wie wir mit Tieren umgehen, sagt viel über uns Menschen. Menschenliebe und Tierliebe haben so viel miteinander zu tun wie persönlicher Frieden und politischer Frieden. Glücklich ist, wer diese Zusammenhänge versteht.

Meine Erfahrung ist: Kinder verstehen die Zusammenhänge eher als Erwachsene. Wenn erstmals eine Generation dieses Tiefen-Verständnis von ihrer Kindheit ins Erwachsenenleben hinüberrettet und nicht mehr verdrängt wie wir Heutigen, dann sind wir dem Weltfrieden ein Stück näher.

RUDOLF BAHRO *Schriftsteller, Hochschullehrer*

Die Einheit der Welt ist das erste, die Differenzierung das zweite. Und wer sollte uns näherstehen in der Kette des Seins als die Tiere. Im Grunde sind sich alle wirklichen Weisheitslehren darüber einig, daß unser mörderischer Umgang mit Tieren unter der Würde des Menschen ist. Die Überwindung dieser Ausbeutung der Tiere hängt von einer höheren Auffassung des menschlichen Wesens ab.

Lao Tse, der mein Zugang zu einer weniger westlichen Grundstimmung im Leben war, geht mit Selbstverständlichkeit davon aus, daß der Mensch, weil er ein Selbst besitzt, das ihn heraushebt, zunächst das praktiziert, was man etwa als «erbärmliches Großtun von Räubern» übersetzen kann. Aber dabei sollen wir es nicht bewenden lassen. Vielmehr ist es uns aufgegeben, uns in eine Bewußtseinsverfassung «hineinzupraktizieren», in der es uns selbstverständlich ist, nicht Beherrscher, sondern Behüter zu sein. Und dies schließt eine vegetarische Ernährungsweise notwendig mit ein.

TILL BASTIAN *Arzt und Schriftsteller*

Verzicht – aber ideologiefrei...!

«Ich esse meine Freunde nicht» – in dieser dem Vernehmen nach (ich habe es nicht überprüft) von George Bernard Shaw stammenden Formulierung steckt die ganze Kraft und die ganze Schwäche des bewußten Fleischverzichtes.

Fleischverzicht – ich wähle dieses Wort, weil mir seit meinen maoistischen Tagen von ehedem jeder -ismus zum Greuel geworden ist, auch der Vegetarismus: Hier wird oft eine Selbstsicherheit und Gewißheit vorgetäuscht, die auf schwachen Füßen steht; die Gefahr des Sektierertums läßt grüßen. Diese hat schon Hermann Hesse in seiner Erzählung «Dr. Knölges Ende» von 1910 verspottet – wobei er auf die um die Jahrhundertwende von Henri Oedenkoven und Ida Hofmann gegründete «vegetarische Kolonie» auf dem berühmten Monte Verità zielte. Hier – so Hesse – «gab es Vegetarier, Vegetarianer, Vegetabilisten, Frugivoren und Gemischtkostler...» Dieser Drang ins Kuriose brachte dann auch das Ende der Gemeinschaft vom «Wahrheitsberg».

Mit ehernen oder gar ewigen Wahrheiten möge man mich allerdings verschonen! Ich spreche deshalb, bescheiden und in gewisser Vorläufigkeit, vom Fleischverzicht – und habe mich zu diesem vor recht genau vier Jahren entschieden. Es war dies, auch hier werde ich mein Publikum vielleicht enttäuschen, keinesfalls eine medizinisch begründete Entscheidung des gelernten Arztes Dr. Till Bastian (der früher gar zu gerne in Steaks und Schweinshaxen biß!). Gewiß, wir essen – jedenfalls in den reichen Metropolen der nördlichen Industrienationen – allemal zuviel Fleisch und vor allem Fleisch von fragwürdiger bis schlechter Qualität. Aber diese Fehlentwicklung ändert nichts daran, daß die Evolution des Lebens den Menschen als Allesfresser konstruiert hat, dem Vielfraß oder dem Schweine ähnlich. «Naturvölker» wie z. B. die Pygmäen im zentralafrikanischen Urwald essen wenig Fleisch, weil sie nur selten größere Mengen davon ergattern können – erlegen sie aber ein mächtiges Beutetier, z. B. einen Elefanten, dann hauen sie sich die Bäuche voll, bis sie kaum noch laufen können. Fleischverzicht ist alles andere als «natürlich» – er ist eine bewußte menschliche Entscheidung. So wie es ja überhaupt zu den hie und da auch noch vorhandenen guten Seiten unserer Menschlichkeit gehört, uns geradezu naturwidrig zu verhalten und zum Beispiel schwache, behinderte Artgenossen – die etwa ein Wolfsrudel mit Behagen verfrühstücken würde – fürsorglich zu beschützen.

«Ich esse meine Freunde nicht» – kein Tier könnte so etwas sagen, wie ja auch kein Tier auf die Idee käme, seinen Artgenossen zu predigen, sie sollten nicht (mehr) töten! Und warum nicht? Weil es für die Probleme, die hinter einer solchen bewußten Entscheidung stehen, gar kein Gefühl, erst recht keinen Begriff von ihnen hat.

Erst im menschlichen Bewußtsein kommt das Leiden der Natur zu sich – so formulierte es der Philosoph Klaus-Michael Meyer-Abich –, und erst der Mensch kann darum auf Mittel und Wege sinnen, vom größten Naturschädling aller Zeiten, der er gegenwärtig ist, zum Treuhänder seiner Mitwelt zu werden: eine «Qual der Wahl», zu der ihn sein reflektierendes Selbstbewußtsein verdammt, ob er will oder nicht.

Wir sollten uns dabei über eine gewisse, gleichfalls unentfliehbare Willkürlichkeit unserer Position keine Illusionen machen, auch dort nicht, wo uns diese besser dünkt als vorheriges Verhalten (wie etwa mir heute mein Fleischverzicht). «Ich bin Leben inmitten von Leben, das auch leben will» – so formulierte der Arzt Albert Schweitzer den Kerngedanken seiner «Ethik der Ehrfurcht vor dem Leben». Richtig, aber gerade dieser Satz zeigt, daß es ohne Konflikte dabei nicht abgehen kann – und, wie bereits gesagt, auch nicht ohne Willkür. «Ich esse meine Freunde nicht» – gut, aber wie bestimme ich, was Freund ist und was Feind? Warum erscheint es mir verwerflich, das Kälbchen mit den großen Augen und dem weichen

Fell zu schlachten, um sein Fleisch zu verzehren – während ich geneigt bin, die Pestbakterien oder das Aids-Virus rücksichtslos auszurotten? Warum handelt es sich hier um Leben, das leben darf, während dort Leben vernichtet werden soll?

Die Kriterien und Argumente, die dafür sprechen, Kälber nicht zu töten, Bakterien gegebenenfalls aber sehr wohl, mögen vernünftig und überzeugend sein – ich halte sie jedenfalls dafür, siehe weiter unten! –, aber sie sind in jedem Fall Menschenwerk, d. h. Übereinkunft, kein göttliches Gebot und kein Naturgesetz, wir können sie weder den Schrifttafeln vom Berge Sinai entnehmen noch der Beobachtung von Affenrudeln ablauschen. Und alle menschliche Übereinkunft hat «Randzonen», in denen sie nicht mehr widerspruchsfrei ist, jedes «System», auch in der Ethik, mündet irgendwo in Realitätsverlust. Gerade der Imperativ «Du sollst nicht töten» ist nie und nimmer bis in die letzte Konsequenz durchzuhalten – selbst der ultrakonsequente Vegetarier begeht «Massenmord», wenn er über eine Waldwiese geht: es kommt immer nur darauf an, wie genau man hinsieht, auf die Beobachtungsschärfe also. Es gab übrigens vor Zeiten eine indische Sekte, die das Tötungsverbot so weit ausdehnte, daß sie auch auf das Waschen verzichtete; eine Mehrheitsperspektive scheint mir solches Verhalten aber nicht zu bieten.

Ich bleibe also lieber bei der schrittweisen, graduellen Verhaltensänderung – sie mag keine gewaltigen Erfolge zeitigen, ist aber doch am Ende das Beste, was wir tun können. Machen wir uns bewußt, daß nicht jeder Kompromiß faul, nicht jede vorläufige Lösung verwerflich ist. Die großen, erlösenden Gesamtlösungen liegen für mich immer verdammt nahe bei der «Endlösung», mit der wir Deutschen ja so unsere Erfahrungen haben (wobei Adolf Hitler – und Heinrich Himmler noch mehr! – bekanntlich recht strenge Vegetarier gewesen sind. Der Diplomlandwirt Himmler war obendrein noch eine Art gescheiterter «Alternativmediziner»!).

Ich selber habe also keine Gelübde getan und keine Eide geschworen – ich habe mich schlicht und einfach an einem bestimmten Tag entschieden, kein Fleisch mehr zu essen, solange mir das richtig scheint (und ich wundere mich mit jedem Tag mehr, wie leicht es mir fällt und wie wohl ich mich dabei fühle). Denn erstens ist die Luxuskonsumtion, die wir in den Industrieländern des Nordens betreiben, ein eindeutiger Ursachenfaktor für Armut, Not und Massenelend auf der Südhalbkugel – und unser exzessiver Fleischverzehr gehört zu diesem Luxus!* Zweitens bringt dieser Fleischverzehr in nicht zu rechtfertigendem Maße Schmerz und Leid über unsere nichtmenschliche Mitwelt. Pestbakterien muß ich töten, um selber überleben zu können, aber ich muß eben keineswegs im selben strikten Sinne Kalbfleisch essen, um leben zu können. Ich will es vielleicht (und in der Tat wollte ich

* Vgl. T. Bastian: Städte, Flüchtlinge und Mangel, Berlin-Heidesheim 1992 und Till Bastian: Naturzerstörung: Die Quelle der künftigen Kriege, Berlin-Heidesheim 1990 – Es muß nicht verheimlicht werden, daß ich mich bei der Arbeit an der letztgenannten Studie im Sommer 1990 zum Fleischverzicht entschlossen habe.

es lange genug), aber ebensogut kann ich mich dann auch entschließen, es zu lassen. Und warum lasse ich es heute sein? «Ich esse meine Freunde nicht!»

AUGUST BEBEL *Sozialdemokratischer Politiker*

Offenbar tritt in dem Maße, wie die Kultur sich hebt, an die Stelle der Fleischkost die Pflanzenkost.

WILHELM BUSCH *Maler, Zeichner und Dichter*

Wahre menschliche Kultur gibt es erst, wenn nicht nur die Menschenfresserei, sondern jeder Fleischgenuß als Kannibalismus gilt.

LIL DAGOVER *Schauspielerin*

Schon als Kind wurde mir klar: Liebe zum Tier genügt nicht. Es muß auch Tat bei der Liebe sein. Und so nehme ich meine – leider sehr gering bemessene – Freizeit und helfe den Tieren, wo ich kann. Durch das Wort, durch das Beispiel, mit Geld. Und wenn ich merke, daß Menschen meinen unbedingten Einsatz lächerlich finden, denke ich wie Zola: «Die Sache der Tiere steht mir höher als die Besorgnis, mich lächerlich zu machen.» Wenn mich ernste Tieraugen dankbar ansehen – oder eine scheue, gejagte Katze endlich auf meinem Schoß schnurrend verharrt –, das ist des Glückes genug! Warum verzichten so viele Menschen auf dieses Glück?!

KARLHEINZ DESCHNER *Schriftsteller*

Der Mensch, sagt Spengler, ist das Raubtier mit den Händen. Eine euphemistische Metapher, die Banken und Atombombe involviert, Sklaverei und Inquisition, Schlachthäuser und Gaskammern und Genickschüsse und Gentechnik. Das alles ahnt das Raubtier ohne Hände nicht. Es verdummt auch nicht, es betet nicht an, betrügt nicht, lügt nicht, beutet nicht aus, kurz, fast jeden Vorzug hat es außer dem, die Krone der Schröpfung zu sein.

Da die Krone der Schröpfung der Mensch, die Krone des Menschen der Pfaffe ist, läßt sich von ihm für das Tier am wenigsten erhoffen. Auch befiehlt, auf der ersten Bibelseite, Gott selber seinen Ebenbildern, zu «herrschen über die Fische im Meer und die Vögel unter dem Himmel und über das Vieh und alle Tiere des Felds». Um gleich abermals zu heischen: «... und machet sie euch untertan und herrschet ...» etc. Und dann noch einmal: «Furcht und Schrecken vor euch über alle Tiere ... in eure Hände seien sie gegeben. Alles, was sich regt und lebt, sei eure Speise» – zwar ein «Kulturbefehl» angeblich, «ein Imperativ der

Freude und Fröhlichkeit» (Katholik H. Rost), tatsächlich das umfassendste Unterjochungs- und Todesverdikt der Geschichte, infernalischer Auftakt der Deformierung eines Sterns zum Schlachthaus.

Seid furchtbar und mehret euch!

Im Christentum ist das Tier eine Sache; bloßes Ausbeutungs-, Zucht-, Jagd- und Freßobjekt, der Mensch der Todfeind des Tieres, sein Teufel. Denn was immer die «Väter» Platon entwendeten, seine Annahme tierischer Unsterblichkeit nicht! «Sorgt sich Gott etwa um die Ochsen? Oder redet er nicht allenthalben um unseretwillen?» So im Krone-der-Schröpfung-Pathos schon Paulus. Alles dreht sich um sie selber.

Ehrfurcht vor dem Tier hegten selbst schon kirchliche Kreise. Zumindest behauptet Lichtenberg, daß Mönche der Gascogne eine Maus für heilig hielten, die eine Hostie gefressen hatte.

Gegenüber dem Tier ist der Mensch Gewohnheitsverbrecher.

Die Speisekarte – das blutigste Blatt, das wir schreiben.

Fleisch macht das Essen nicht schlechter, aber den Esser.

Geliebter Lichtenberg: Nicht nur *verbrannte* Braten sind viel schlimmer als verbrannte Bücher!

Moralische Bedenken gegen Kalbsbraten? Von seiten der Erzieher nicht. Von seiten der Jurisprudenz nicht. Von seiten der Moraltheologie nicht. Von tausend anderen moralischen Seiten nicht. Von der des Kalbes vielleicht?

Wer Tiere ißt, steht unter dem Tier.

Tierfreunde: erst Lämmchen streicheln, dann Lammbraten; erst den Angler anpöbeln, dann Forelle blau. Jäger mögen sie nicht: – Wildbret!

Verdient eine Menschheit, die Trilliarden Tiere tötet, nicht eben das, was sie dem Tier antut?

Eine Gesellschaft, die Schlachthäuser und Schlachtfelder verkraftet, ist selber schlachtreif.

EUGEN DREWERMANN *Theologe*

Statt den Menschen in ein harmonisches Verhältnis zur Natur zu setzen, gab man sich vielmehr die größte Mühe, Mensch und Tier so radikal wie möglich mit metaphysischen Argumenten von einander zu unterscheiden, und zwar weil man eigentümlicherweise sonst fürchtete, Gott aus den Augen zu verlieren – so eng gehörten der Gottesglaube und die Andersartigkeit des Menschen für den Abendländer zusammen.

Das beste und erschreckendste Beispiel dafür liefert in der Neuzeit das berühmt-berüchtigte 5. Kapitel im «Discours de la méthode» des *Descartes*. Nachdem er gerade die gesamte Außenwelt erkenntnistheoretisch zugrunde gerichtet und dann aus der Selbstgewißheit des zweifelnden Denkens neu begründet hat, kommt Descartes in diesem Kapitel auf das Wesen des Menschen zu sprechen und stellt die ebenso ungeheuerliche wie kennzeichnende Behauptung auf, daß man zwischen Maschinen und Tieren eigentlich keinen Unterschied herausfinden könne: wenn es Maschinen gäbe, welche die Organe und die äußere Gestalt eines Affen oder eines anderen vernunftlosen Tieres besäßen, so wären diese Maschinen in nichts von jenen Tieren zu unterscheiden; demgegenüber verfüge der Mensch, meint Descartes, über Sprache und Vernunft (im Sinne eines Universalinstrumentes des Handelns, das nicht an die Disposition der Organe gebunden sei). Indem er auf diese Weise den Tieren nicht nur weniger, sondern überhaupt keine «Vernunft» (also auch keine «Gefühle», die für Descartes nur unklare Gedanken sind) zubilligt und sie zu reinen Automaten erniedrigt, verrät er auch sogleich den Grund seiner wirklichkeitsfremden und aller Beobachtung widersprechenden Theorie: Descartes glaubt, die Automatentheorie der Tiere aufstellen zu müssen, weil es «nach dem Irrtum der Gottesleugnung» keinen anderen Irrtum gebe, «der schwache Gemüter mehr vom rechten Pfad der Tugend entfernt, als wenn sie sich einbilden, die Seele der Tiere sei mit der unsrigen wesensgleich und wir hätten daher nach diesem Leben nichts zu fürchten noch zu hoffen, nicht mehr als die Fliegen und die Ameisen». Wiederum verwechselt Descartes hier den metaphysischen Anspruch der christlichen Dogmatik (die Lehre von der Unsterblichkeit der Seele) mit einer naturphilosophischen Betrachtung; aber nicht dies allein ist schlimm, sondern wie sehr ihn das christliche Dogma hindert, den simpelsten Beobachtungen zu trauen, wenn es um die Tiere geht. Sie *dürfen* keine dem Menschen verwandten Züge aufweisen, sie müssen als seelenlose Maschinen gesehen und vor allem behandelt werden.

Dieser förmliche Zwang, die natürlichsten Regungen den Tieren gegenüber zu verleugnen, herrscht so gut wie ausnahmslos im gesamten Abendland. Selbst ein Mann wie *Spinoza*, der immerhin anerkennt, daß die Tiere Empfindungen haben, erklärt es doch für das gute Recht des Menschen, «sie nach Belieben (! d. V.) zu gebrauchen und so zu behandeln, wie es uns am besten paßt, da sie ja der Natur nach nicht mit uns übereinstimmen und ihre Affekte von den menschlichen Affekten der Natur nach verschieden sind». Diese Versicherung, daß die Tiere ganz andere Affekte besäßen als die Menschen, zerreißt jedes Band der Gemeinsamkeit von Mensch und Tier und stellt natürlich einen Freibrief für jede Art von Tierquälerei dar; es braucht mithin noch nicht einmal ein ersichtlicher Nutzen für den Menschen zur Legitimation herangezogen zu werden; – er kann und darf mit den Tieren machen, was er will. Lehren gar, wonach man (wie z. B. in Indien) Tiere nicht schlachten dürfe, sind nach Spinoza «mehr in einem eitlen Aberglauben und in weibischer Barmherzigkeit als in der gesunden Vernunft begründet».

Der «eitle Aberglaube» bestünde z. B. in solchen Ideen, wie man sie noch heute bei den angeblich «Wilden» findet, deren Glauben an die Beseeltheit aller Dinge man als «*Animismus*» und deren Überzeugung von der Zusammengehörigkeit von Mensch und Schöpfung man als «*Totemismus*» zu beschreiben sucht, nur um mit solchen Begriffen die wichtigsten Lehren eines ursprünglich menschheitlichen Weltverständnisses als barbarisch und primitiv, weil von dem christlich-jüdischen Anthropozentrismus abweichend, hinzustellen; die «weibische Barmherzigkeit» aber dürfte nichts anderes sein als die selbstverständlichste Regung von Mitleid und Güte gegenüber der Kreatur: gelehrt zu haben, daß es sie nicht geben *darf*, ist eine Schuld, von der das christlich-jüdische Denken sich niemals mehr wird reinwaschen können; und eine «Vernunft» für comme il faut erklärt zu haben, kraft deren man jedes unmittelbare Mitgefühl unterdrücken *muß*, um ausschließlich an den eigenen Nutzen und Vorteil – oder noch nicht einmal daran! – zu denken, wenn es darum geht, sich der Tiere zu bedienen, lädt dem Christentum unmittelbar die ganze Verantwortung für die Ungeheuerlichkeiten auf, mit denen heute rein nach Gründen der Ertragssteigerung in jahrhundertelang vervollkommneter Perfektion Tiere als «Rohstoffe» und «Biomasse» «gezüchtet» und «gehalten» werden.

Man sage nicht, hier liege ein Gedankensprung vor, weil Spinoza ein Jude war und schon vor 350 Jahren gelebt hat. Im Gegenteil zeigt gerade die Einhelligkeit des Christentums in diesem Punkte mit dem sonst so verfemten Juden, wie sich die gemeinsame biblische Grundlage im Abendland auswirkt. Ich selbst erinnere mich aus meiner Studienzeit der Dogmatik-Vorlesungen eines heute berühmten deutschen Bischofs, in denen er im Rahmen der «Schöpfungslehre» die Einzigartigkeit des Menschen beschwor und dann seinen Hörern treuherzig versicherte, es könne dem Fisch und dem Hasen gar nichts Besseres passieren, als vom Menschen gegessen zu werden, denn dies entspreche der Rangmäßigkeit der Schöpfungsordnung; die etwa 500 Zuhörer quittierten diese Darlegung mit wohlgefälligem Lachen – offenbar erleichtert, denn ein urtümliches Gefühl des Unbehagens und der Schuld, das solche Ausführungen im Abendland immer wieder nötig macht, verschwand bei dieser appetitlichen Theologie. Unter den «Wilden» von der Kalahari bis zum Nordpol gibt es kein Jägervolk, das nicht unter dem Zwang zu töten leiden würde; in der Kinderstube aller Völker gibt es kein Kind, das nicht von Hause aus an allem, was lebt, mit großer Anteilnahme hängen würde; die christlich-jüdische Gefühlsverrohung und Gedankenlosigkeit hingegen muß mit System erzogen werden.

Gewiß, der Gerechtigkeit wegen ist zuzugeben, daß auch andere Kulturen sich ihre Ideologie der Naturausbeutung zurechtzulegen versucht haben; aber sie sind dabei nie zu der spezifisch abendländischen Anthropozentrik gelangt; sie haben den Gedanken des Gleichgewichts und die Stimme der Kinder niemals ganz zum Schweigen gebracht. Als z. B. im alten China der Herr Tian von Tsi einmal in seiner Halle ein großes Fest für 1000 Gäste gab, soll er beim Auftragen von Fisch und Geflügel seufzend gesagt haben: «Wie gut ist doch der Himmel gegen die

Menschen! Er läßt das Korn wachsen und bringt Fische und Vögel hervor zu unserem Gebrauch», und alle Gäste sollen ihm zugestimmt haben wie ein Echo. «Es war aber der zwölfjährige Sohn des Bau dabei. Der... sprach: ‹Es ist nicht so, wie der Herr sagt. Alle Wesen auf der Welt sind unsere Mitgeschöpfe. Unter diesen Geschöpfen gibt es nicht edlere und geringere. Sie überwältigen einander nur durch Größe, Klugheit und Kraft und essen dann der Reihe nach einander auf. Es ist aber nicht so, daß sie füreinander erzeugt wären. Was der Mensch an eßbaren Dingen unter die Hand bekommt, das ißt er auf. Aber das ist nicht ursprünglich vom Himmel für die Menschen erzeugt. Schnaken und Mücken beißen uns in die Haut, Wölfe und Tiger fressen unser Fleisch; aber darum hat doch nicht ursprünglich der Himmel den Menschen und sein Fleisch für Schnaken und Mücken, Wölfe und Tiger wachsen lassen.›»

An dieser kleinen Geschichte aus dem Gedankenkreis des Taoismus trennen sich Welten. Auch die Kultur des alten China kannte, wie man sieht, die Versuchung eines allzu praktischen Anthropozentrismus; aber sie bewahrte sich das Bewußtsein ihrer Gefahr; sie blieb dabei, die Natur als ein Ganzes zu sehen, in dem kein Teil auf Kosten eines anderen bevorzugt ist. Alles Leben lebt voneinander, gewiß; aber ein Recht zur Ausbeutung, ein Auftrag geradewegs zur Unterwerfung aller Lebewesen durch eine einzige Spezies – das ist etwas anderes, das ist christlich-jüdisch.

Der Unterschied zwischen dem jüdisch-christlichen und dem östlichen Denken und Handeln wird noch heute jedem deutlich, der auf dem Landweg den Mittleren und Fernen Osten bereist; er wird bald merken, daß die eigentliche Grenze nicht zwischen den geographischen Zonen Europas und Asiens verläuft, sondern zwischen den Kulturkreisen der Bibel (einschließlich des Islam) und den Kulturen des Ostens, und daß diese geistige Grenze weder mit dem Wirtschaftssystem noch mit der Rasse noch mit der Sprache, sondern einzig mit der religiösen Einstellung etwas zu tun hat. In allen europäischen wie islamischen Ländern, vom Balkan bis Pakistan, wird ihm das gleiche Bild geboten: ein Autoverkehr, der ohne Rücksicht auf Verluste durch Land- und Dorfstraßen flutet, Fahrer, die mit Vorliebe in Schafherden hineinjagen, um die erschreckten Tiere auseinanderzutreiben, auf den Dorfmärkten Hühner, die, mit zusammengebundenen Füßen tagelang ohne Wasser und Nahrung in der Sonne liegend, zum Verkauf angeboten werden, Esel mit riesigen Lasten, unter denen sie kaum noch gehen können – fast gewöhnt man sich so sehr daran, wie an die Lastwagen, die bei uns dichtgepackt mehrere tausend Hühner auf einmal zum städtischen Schlachthaus befördern.

Aber dann, jenseits der pakistanisch-indischen Grenze, Autofahrer, die einem Huhn ausweichen, das sich im warmen Staub eines Feldweges badet, Hotelgäste, die einem Gecko, der im Schein der Neonröhre auf Insekten lauert, Glück wünschen, statt Jagd auf das «Ungeziefer» zu machen, immer wieder Gaststätten mit der Aufschrift «vegetarians», und vor allem, was den Europäer seit den Tagen Vasco da Gamas in Staunen versetzt: Hospitäler für Tiere; in den arabischen Ländern seit biblischen Tagen eine Unzahl ausgehungerter, streunender Hunde, denen die Kinder zum Vergnügen mit Steinen nachwerfen, Katzen, die man mit Fußtritten aus den Speiserestaurants jagt, wenn sie verstohlen um Fischgräten und andere Delikatessen «betteln», aber in Indien Tierhospitäler. Von der Grenze des islamischen Pakistan bis zur Grenze Indiens trennen räumlich nur wenige Kilometer Niemandsland; geistig aber liegt dazwischen die unendliche Kluft zwischen dem biblischen Anthropozentrismus und dem östlichen Einheitsdenken, und diese Kluft wird nirgends sichtbarer, als am Umgang mit den Tieren.

Um den Gegensatz so klar wie möglich herauszuarbeiten, kommt man nicht umhin, vor allem des Philosophen *J. G. Fichte* zu gedenken, dem das Verdienst gebührt, in seiner Naturrechtslehre von 1796 den Tieren überhaupt mehrere Seiten gewidmet und dort in beispielhafter Klarheit und Eindeutigkeit formuliert zu haben, wie nach den Prinzipien des christlichen Abendlandes das Verhältnis von Mensch und Tier vorgestellt werden muß. Bereits der Zusammenhang, in dem Fichte auf die Tiere zu sprechen kommt, spricht für sich selbst: das Eigentumsrecht. «Es gibt», so stellt er in seiner Rechtsphilosophie fest, «auf dem Erdboden … Tiere, deren Akzidenzen entweder eine Brauchbarkeit für die Menschen haben, den Zwecken derselben unterworfen sind, oder deren Substanz sogar brauchbar, ihr Fleisch zu essen, ihre Haut zu verarbeiten ist, usf.» Werden solche Tiere der Substanz oder ihrer Akzidenzen halber vom Menschen «zu einem regelmäßigen Gebrauche» unterworfen und «in seine Botmäßigkeit» gebracht, so leitet sich aus diesem Akt der Zähmung und Haltung das Eigentumsrecht des Besitzers ab, freilich nicht so, als ob das Zähmen selbst schon den wahren Rechtsgrund des Besitzers darstellte, sondern so, daß der Staat zuvörderst vertraglich garantiert und durch Gesetze sanktioniert, welche Tierarten als zahmes Vieh zu gelten haben. Mit anderen Worten: der Mensch an sich hat den Tieren gegenüber jedes Recht, und die Frage ist nur, wie sich die Menschen untereinander ihre vermeintlichen Ansprüche auf den «Gebrauch» und die «Botmäßigkeit» der Tiere teilen; nur durch und für die Menschen gibt es Rechte, und die unvernünftigen Tiere haben keine. Die im angegebenen Sinne «zahmen Tiere» sind von vornherein «nur Eigentum»; die wilden Tiere aber, die keiner Privatperson botmäßig sind, haben als Gemeingut zu gelten und sind, «sofern ihre Substanz zu etwas zu gebrauchen ist», nach Belieben anzueignen. Da sie sich nicht, wie unangebauter Boden, für künftige Zeiten zur Nutzung aufbewahren lassen, so ist es, meint Fichte, «sehr zweckmäßig, daß man sich ihrer bemächtigt, wo man sie findet».

Lediglich wenn der Lebensraum bestimmter Tiere bereits in Eigentum übergegangen ist, setzen Revierzuweisungen dem Abschuß der wilden Tiere Grenzen. Aber selbst in diesem Falle hat man es noch mit in irgendeiner Weise unmittelbar nützlichem Wild zu tun. Es gibt jedoch auch wilde Tiere, welche die Zwecke des Menschen stören, und hier gilt der Grundsatz: «Die Wildheit muß überall der Kultur weichen», d. h.: «Es ist ... jedem vernunftmäßigen Staat anzumuten, daß er das Wild zunächst gar nicht ansehe, als etwas Nutzbares, sondern als etwas Schädliches, nicht als ein Emolument (Vorteil, d. V.), sondern als einen Feind.»

Die eigentlich ursprüngliche Beziehung des Menschen zum Tier also ist die Feindschaft, das Töten, das blanke Abschießen, und erst im Rahmen des Nutzens und für besondere Zwecke dürfen gewisse staatlich verordnete zahme Tierarten unter der Aufsicht bestimmter Eigentümer bis zur Aneigung ihrer Substanzen und Akzidenzen leben; eben hierin erweist sich die Vernünftigkeit der menschlichen Gesellschaft und die Überlegenheit ihrer Kultur.

Daß Fichte mit diesen Worten keinesfalls sich etwa nur in der Wortwahl vertan oder zu drastisch formuliert hätte, daß er sich im Gegenteil über den Ernst und die Konsequenzen seiner Darlegungen völlig im klaren ist, gibt er unzweideutig an gleicher Stelle zu verstehen, wenn er erklärt, daß das Leben, die Hege und Schonung des Wildes «überhaupt im Staate gar kein möglicher Zweck sondern nur der Tod desselben... Zweck» sei. Die vorzügliche Aufgabe des Staates ist es nach Fichte, vermittels der Jagd die Kultur vor den wilden Tieren zu beschützen, und da dies nie endgültig gelingt, solange es noch wilde Tiere gibt, sind «dem Jäger noch andere Verbindlichkeiten aufzulegen, die sich hierauf beziehen, als die Ausrottung der Raubtiere, aus denen er selbst keinen Nutzen ziehen kann, deren Leben ihm aber auch nicht unmittelbar schadet, (die welche seinem Widerstande schaden, Füchse, Wölfe u. dgl. rottet er schon aus) z. B. Hühnergeier, u. dgl. Raubvögel, Sperlinge, selbst Raupen und andere schädliche Insekten».

Die ganze Wahrheit über seine Rechtsauffassung der Kreatur bringt Fichte freilich nicht einmal im Zusammenhang mit dem Eigentumsrecht, sondern mit der Lehre von der Rechtlosigkeit eines Mörders an den Tag: ein Mörder schließt sich nach Fichte selber aus dem Vertragsverhältnis des Staates aus, er besitzt mithin keinerlei Rechte mehr; ein so Verurteilter, schreibt Fichte, «wird erklärt für eine Sache, für ein Stück Vieh», und gegen ihn wird der Tod nicht als Strafe, sondern als Sicherungsmittel wie gegen «ein schädliches Tier», wie gegen «eine Naturgewalt» verfügt. Deutlicher läßt sich die Rechtlosigkeit, die Todesstrafe der «wilden» Tiere angesichts des Menschen der christlich-abendländischen «Kultur» nicht ausdrücken.

Man sage nicht, Fichte war nur ein Philosoph, und er sei nicht maßgeblich und typisch für das abendländische Denken – genau wie er vor zwei Jahrhunderten gefordert hat, hat man gehandelt, und wiederum hat er nur ausgesprochen, was im Abendland bereits schlechthin als Gemeingut gilt: die christliche Anthropozentrik kennt kein Recht der Kreatur, sie kennt nur den Menschen und seinen Nutzen, und an der Seite des abendländischen Menschen hat nur Platz, was den Zwecksetzungen des Menschen dient. Dies gilt in ungefragter Selbstverständlichkeit und in nahezu einhelliger Einmütigkeit.

Die einzige wirkliche Ausnahme unter den abendländischen Philosophen bildet *A. Schopenhauer.* Er ist der einzige, der, kongenial zum Denken des alten Indiens mit den sanften Lehren des *Buddha* und der *Hindus* von der Einheit allen Lebens und der grenzenlosen Güte zu allen

Lebewesen, das Getto der abendländischen Anthropozentrik durchbrach. Daß er dies nur vermochte, indem er – wohlgemerkt ein halbes Jahrhundert vor Ch. Darwins Abstammungslehre – die Wahrheit von der Einheit des Lebens gegen das Christentum und gegen die gesamte abendländische Gottesvorstellung richtete, war nach der jahrtausendelangen Verschmelzung des Christentums mit einem radikalen Anthropozentrismus zweifellos unvermeidbar. Die Entdeckung elementarer naturhafter Zusammenhänge zwischen Mensch und Tier wird bei Schopenhauer jetzt, am Anfang des 19. Jahrhunderts, zu einem Argument des *Atheismus*; ja, dieser wird bald schon die einzige Weltanschauung, die wirklich erfolgreich von Europa in die Welt ausstrahlt. Furchtbarer kann der Irrweg des Christentums in einem entscheidenden Punkt seiner bisherigen Einstellung zweifellos kaum offenbar werden. Aber Schopenhauers Kritik richtete sich nicht nur gegen das mangelhafte Naturverständnis des Christentums, sondern er wies vor allem auf die ungeheure Einseitigkeit und Naturfremdheit schon des *Alten Testamentes* hin, und das völlig zu Recht, wie wir soeben sahen.

Der eklatante Mangel der biblischen Anthropozentrik wirkt sich tatsächlich am schlimmsten darin aus, daß es kaum möglich scheint, auf dem Boden der Bibel eine umfassende, nicht nur auf den Menschen bezogene *Ethik* der Natur zu begründen. Die Bibel selbst enthält außer einer einzigen kümmerlichen Stelle, daß der Gerechte sich seines Viehs erbarmt, und dem Gebot, dem dreschenden Ochsen nicht das Maul zu verbinden, nicht einen einzigen Satz, wo von einem Recht der Tiere auf Schutz vor der Roheit und Gier des Menschen oder gar auf Mitleid und Schonung in Not die Rede wäre. Die Schonung der Haustiere ist bereits lange Zeit früher besonders in der persischen *Zoroaster-Religion* zu einem zentralen Anliegen erhoben worden, und wieder stellt die Bibel auf diesem Hintergrund ihre außerordentliche Begrenztheit unter Beweis.

Entscheidend ist jedoch, daß Schopenhauer den jüdisch-christlichen Mythos von der prinzipiellen Sonderrolle des Menschen, vornehmlich in der Radikalität des Descartesschen Standpunktes, angreift. «Die vermeinte Rechtlosigkeit der Thiere», schreibt er, «der Wahn, daß unser Handeln gegen sie ohne moralische Bedeutung sei, oder, wie es in der Sprache jener Moral heißt, daß es gegen Thiere keine Pflichten gebe, ist geradezu eine empörende Rohheit und Barbarei des Occidents, deren Quelle im Judenthum liegt.» «So einem occidentalischen, judisirten Thierverächter und Vernunftidolater», fährt er fort, «muß man in Erinnerung bringen, daß, wie Er von seiner Mutter, so auch der Hund von der seinigen gesäugt worden ist», und fügt, an das Christentum adressiert, hinzu: «Daß die Moral des Christenthums die Thiere nicht berücksichtigt, ist ein Mangel derselben, den es besser ist einzugestehen, als zu perpetuiren.»

Statt die Kreaturen der Willkür des Menschen auszuliefern, lehrt Schopenhauer eine Moral des *Mitleids*, die, wie im Buddhismus, grenzenlos ist und die Gleichheit aller Lebewesen als Erscheinungen der Natur im Wesentlichen: in Geburt und Tod, zur Grundlage hat. In der Tat sieht Schopenhauer, daß «Mitleid mit Thieren... mit der Güte des Charakters so genau zusammen» hängt, «daß man zuversichtlich behaupten darf, wer gegen Thiere grausam ist, könne kein guter Mensch seyn». Also nicht indem er sich gegen die Tiere und seine Mitgeschöpfe richtet, um sie zu seinen Zwecken auszubeuten, beweist der Mensch seine Menschlichkeit, sondern im Gegenteil, indem er sich der Gemeinsamkeit aller Geschöpfe erinnert und die Wesensverwandtschaft alles Lebendigen praktisch bestätigt. Schopenhauers universelles Mitleid ist die einzige Form einer Ethik der «Umwelt», die nicht anthropozentrisch ihre Gründe aus dem egoistischen Hinweis auf den Nutzen und Nachteil bestimmter Verhaltensweisen für das Sonderwesen Mensch entwickeln muß, sondern die den Menschen gerade von dem bloßen Utilitarismus zweckrationalen Handelns befreit und zu dem Gefühl einer tiefen und innigen Verbundenheit und Hingabe an alles Lebendige befähigt. Nicht der einseitige Vorteil des Menschen, sondern das Glück aller Lebewesen zu vermehren ist das Ziel einer solchen Moral. «Ethik», so meinte daher der große Schopenhauer-Schüler *Albert Schweitzer*, «besteht... darin, daß ich die Nötigung erlebe, allem Willen zum Leben die gleiche Ehrfurcht vor dem Leben entgegenzubringen wie dem eigenen. Damit ist das denknotwendige Grundprinzip des Sittlichen gegeben. Gut ist, Leben erhalten und Leben fördern; böse ist, Leben vernichten und Leben hemmen.»

Wie diese Anteilnahme am Wohlergehen aller Lebewesen für A. Schweitzer praktisch aussieht, verdient etwas ausführlicher zitiert zu werden, weil es den Abstand zwischen der Idee der Ehrfurcht vor dem Leben und dem wirklichen Empfinden und Verhalten jedes einzelnen besonders deutlich werden läßt. Jemand, dem das Leben als solches heilig ist, schreibt A. Schweitzer, «reißt kein Blatt vom Baum, bricht keine Blume und hat acht, daß er kein Insekt zertritt. Wenn er im Sommer nachts bei der Lampe arbeitet, hält er lieber das Fenster geschlossen und atmet dumpfe Luft, als daß er Insekt um Insekt mit versengten Flügeln auf seinen Tisch fallen sieht. Geht er nach dem Regen auf die Straße und erblickt den Regenwurm, der sich darauf verirrt hat, so bedenkt er, daß er in der Sonne vertrocknen muß, wenn er nicht rechtzeitig auf Erde kommt, in der er sich verkriechen kann, und befördert ihn von dem todbringenden Steinigen hinunter ins Gras. Kommt er an einem Insekt vorbei, das in einen Tümpel gefallen ist, so nimmt er sich die Zeit, ihm ein Blatt oder einen Halm zur Rettung hinzuhalten.» «Ethik ist ins Grenzenlose erweiterte Verantwortung gegen alles, was lebt.»

Man hat den Eindruck, als müsse man schon zu den indischen Jainas gehen, um noch Menschen zu finden, die nach solchen Anweisungen leben; die Religionen der Bibel jedenfalls scheinen weit davon entfernt, solch eine Haltung auch nur als nicht lächerlich, geschweige denn als vorbildlich und richtig zu betrachten.

Und doch, wenn wir bisher sagten, die Bibel kenne kaum eine Stelle, an der sie von ihrem zerstörerischen Anthropozentrismus abweiche, so trifft dieses Urteil für *einen* Autor der Bibel nicht zu. In die Schöpfungsgeschichte der Priesterschrift mit dem fatalen Gebot:

macht euch die Erde untertan (Gn 1,28), sind von dem Redaktor der ersten fünf Bücher Moses Fragmente der sogenannten *jahwistischen Urgeschichte* eingefügt worden, die einen anderen Geist verraten.

Der Autor, den man als «Jahwisten» bezeichnet, weil er Gott stets Jahwe nennt, steht vermutlich am Anfang einer eigentlichen hebräischen Geschichtsschreibung überhaupt; jedenfalls ist er es, der als erster den Glauben an den Gott der Väter zu einem eigentlichen Schöpfungsglauben ausgestaltet hat, indem er Mythen übernimmt, umformt oder nacherzählt, deren Motive in den Schöpfungserzählungen so gut wie aller Völker der Erde eine auffallende Verbreitung und Ähnlichkeit besitzen. Auch der Jahwist stellt den Menschen in gewissem Sinne in den Mittelpunkt der Schöpfung Gottes, aber anders als die Priesterschrift: nicht um zu herrschen und sich auszubreiten steht der Mensch im Zentrum der Welt, sondern um die Welt, die in der Einheit mit Gott wie ein Paradies sein kann, zu bedienen und zu bewahren; nicht im Sieg über die Schöpfung wie über einen Feind, sondern in einer Art Gehorsam gegenüber der Natur sieht der Jahwist den Auftrag des Menschen.

Statt der Anthropozentrik der Angst und des Machtwillens hat der Mensch den Auftrag, den «Baum in der Mitte des Gartens», das Zentrum der Welt, zu respektieren. Nur solange ist diese Welt für den Jahwisten ein Paradies, als die Erde einen Mittelpunkt besitzt, der dem Menschen vorgegeben ist und ihn mit dem Himmel verbindet; und die Hauptfrage des menschlichen Daseins liegt darin, ob der Mensch von Gott her in der Mitte der

Welt angesiedelt bleibt oder ob er die Natur ringsum nur noch in der habgierigen Perspektive seiner eigenen anthropozentrischen Interessen wahrzunehmen vermag.

An dieser Stelle des Schöpfungsanfangs greift der Jahwist das weltweit verbreitete Mythem von der Einheit zwischen Mensch und Tier auf: auf der Suche nach einem Partner seien Adam von Gott die Tiere zugeführt worden, und er habe ihnen Namen gegeben (Gen 2,19). Dieser Zug der biblischen Schöpfungsgeschichte ist so deutlich unhebräisch, er spiegelt so deutlich Urzeiterinnerungen der Menschheit, daß es einem den Atem verschlägt: so ist also selbst in der Bibel die Kunde von einem Menschsein nicht gänzlich verschollen, für das die Tiere Partner eines Dialoges waren, von einer Zeit, als Mensch und Tier miteinander redeten! Und der Jahwist wertet diese Zeit nicht, wie unsere Kulturhistoriker und die Philosophen des Deutschen Idealismus, als eine primitive Vorzeit, aus der wir gottlob zur Zivilisation erwacht wären, sondern er sieht in ihr die Lebensart, die Gott dem Menschen von seinem Wesen her zum Auftrag gemacht hat und aus der herausgefallen zu sein des Menschen Schuld darstellt!

Der Jahwist befindet sich damit im Einklang mit den großen menschheitlichen Überlieferungen, wonach die Menschen im Ursprung fähig und berufen seien, den Tieren und den Dingen ringsum «Namen» zu geben. Man hat auch darin seitens der Exegese zumeist eine Art Machtausübung (durch Namensmagie) sehen wollen; aber in Wahrheit geht es viel eher um ein Vernehmen dessen, was die Lebewesen in ihrem Wesen sind. So wie

Platon dem Dialog Kratylos (383a–385a) die Meinung vorangestellt hat, daß jedes Ding seine von Natur ihm zukommende Benennung habe, so sollten zufolge den Ursprungsmythen der Völker die Menschen zunächst auf die innere Sprache, auf die Musik, auf den Befehl der Dinge und der Lebewesen hören lernen – ein jeder Mensch ein Orpheus, ein Franziskus, der versteht, was die Tiere, die Bäume, die Blumen ihm sagen wollen, und der es in Gesang und Sprache wiedergeben kann. Nur in diesem Einklang und in dieser Harmonie vermag der Mensch wirklich den Garten zu «bedienen», wie er sollte. Als in dem Grimmschen Märchen der «Frau Holle» (KHM 24) die «Goldmarie» verzweifelt die Welt der Machtgier und der Ausbeutung verläßt, lernt sie, zurückgestürzt in die Welt der großen Mutter, erneut, die Welt als eine «Wiese» zu betrachten, in der ein jedes Ding mit seinem Auftrag sich zu Wort meldet. In einem solchen «Gehorsam» gegenüber den Mitgeschöpfen sehen die Urzeiterzählungen das «Reden mit den Tieren».

Für den Menschen dieser Urzeiterinnerungen ebenso wie für den Jahwisten war die Welt noch keine «Wildnis», noch keine Erde voller Dornensträucher und *wilder* Tiere, sie war vielmehr wie seine Mutter, aus deren Staub er selber kam. Erst wenn der Mensch sich von seinem Schöpfer aus Angst immer weiter entfernt, meint der Jahwist, verdirbt dem Menschen die Erde unter den Füßen, sie verweigert ihm die Nahrung, und entsetzt schreit sie auf über das Blut, das der Mensch vergießt; es ist nach dem Jahwisten schließlich der entwurzelte, denaturierte Mensch, der die Stadtkultur «erfindet» und die Erde in der Sintfluterzählung nahezu gänzlich in den Untergang reißt. Ja, es ist für den Jahwisten ein und dieselbe Entwicklung, daß die Menschen aufhören mit den Tieren zu reden, daß Gott aufhört, mit den Menschen zu reden, und daß am Ende die Menschen einander selbst nicht mehr verstehen, so daß ihr Machwerk an der eigenen Seelenverwirrung zusammenbricht. Alles drei gehört für den Jahwisten offenbar zusammen: Gott nicht mehr zu vernehmen, die Tiere, statt mit ihnen zu «reden» wie mit Brüdern, als Feinde zu betrachten, und die Gemeinsamkeit untereinander zu verlieren. Nach diesem Zeugnis der Bibel ist es mithin des Menschen *Schuld*, wenn ihm die Natur als feindlich erscheint! – Gemessen an dieser Ansicht, die freilich bereits im Judentum so gut wie einzig dasteht, ist es mithin nicht ein Wesensauftrag, sondern ein Symptom des Gottesabfalls, die Natur sich «untertan zu machen», statt sie zu «bedienen», sich von ihr immer mehr zu unterscheiden, statt sich in sie einzufügen, ihr zu befehlen, statt auf sie zu horchen.

Das Christentum, das die Lehre des Jahwisten in dem Dogma von der Erbsünde zur Grundlage seiner Erlösungslehre gemacht hat, muß, wenn die jahwistische Sicht der Schöpfung gelten soll, eines schlimmen Mißverständnisses seiner selbst geziehen werden. Denn statt die Kluft zwischen Mensch und Natur als ein Krankheitssymptom der Menschheit zu werten, hat es selber alles getan, um diese Kluft so groß wie nur möglich zu machen. Aus dem, was des Menschen Schuld ist, hat es ein gutes Recht, ja sogar eine Art eigentlichen Schöpfungsbefehls gemacht, und es hat damit nicht nur die

Kraft verloren, den Menschen zu Gott zurückzubringen und mit der verfeindeten Natur auszusöhnen, es hat sogar alles getan, um sich selbst der letzten Korrekturmöglichkeiten zu berauben, indem es den sogenannten Naturvölkern, durch die es seine eigene Einseitigkeit hätte einsehen und überwinden können, den Titel «Heiden» beilegte und ihnen binnen kurzem die Überlebensgrundlagen zerstörte.

Was es von den glaubenslosen «Wilden» gerade in diesem Punkte hätte lernen können, vermag noch einmal der Dakota-Indianer *Standing Bear* zu sagen: «Für uns (sc. die Indianer, d. V.)», sagte er, «sind die großen weiten Ebenen, die herrlichen rollenden Prärien, die baumbekränzten Windungen der Flüsse nicht ‹wild›. Nur der Weiße hält die Natur für eine ‹Wildnis›, nur für ihn wird das Land beunruhigt von ‹wilden› Tieren und ‹barbarischen› Völkern. Für uns ist die Natur sanft und vertraut. Die Erde ist schön, und wir sind umgeben von den Segnungen des Großen Geheimnisses. Erst als der behaarte Mann vom Osten erschien und mit brutaler Niedertracht Ungerechtigkeiten über Ungerechtigkeiten auf uns und unsere Familien häufte, erst da wurde das Land für uns ‹wild›. Als sogar die Tiere des Waldes vor ihm die Flucht ergriffen, da begann für uns der ‹wilde Westen›.»

Und in ähnlicher Weise sagte der Stoney-Indianer *Tatanga Mani* (1871–1967): «Wir waren ein Volk ohne geschriebene Gebote, aber wir waren unserem Großen Geist nahe, dem Herrscher, dem Schöpfer von allem. Ihr Weißen haltet uns für Wilde, weil ihr niemals unsere Gebote verstanden habt. Ihr habt nicht versucht, sie zu verstehen. Wenn wir der Sonne, dem Mond oder dem Wind unseren Lobgesang darbrachten, sagtet ihr, wir treiben heidnische Vielgötterei. Ohne uns zu verstehen, habt ihr uns als verlorene Seelen verurteilt, einfach deshalb, weil unsere Gottesverehrung sich von der euren unterscheidet... Wußtet ihr, daß Bäume sprechen? Doch, das tun sie. Sie sprechen miteinander, und sie sprechen auch zu euch, wenn ihr zuhört. Das Schlimme ist, daß die Weißen nicht zuhören. Sie haben es nie gelernt, den Indianern zuzuhören, deshalb werden sie vermutlich auch nicht anderen Stimmen der Natur zuhören. Ich aber habe eine Menge von den Bäumen gelernt: Mal erzählen sie vom Wetter, mal von Tieren und manchmal vom Großen Geist.»

Man kann und muß sehr zweifeln, ob das Christentum, die abendländisch geprägte Welt, noch die Kraft findet, sich selbst in Richtung einer solchen Einstellung zu verändern. In den 2000 Jahren seiner Geschichte hat es, wie zum Beweis dieser Möglichkeit, nur in der Gestalt des heiligen Franziskus trotz allem einen Mann hervorgebracht, der auch und gerade vom Geist des Christentums her zu einer überzeugenden Haltung des Einklangs und der Verwandtschaft mit Sonne und Wind, mit Feuer und Wasser, Blumen und Erde fand; selbst den Tod redete Franziskus nicht als Feind, sondern als Bruder an. Von Franziskus allein wird berichtet, daß er die Waldtauben zähmte durch seine Worte und seine milden Augen, daß er mit dem wilden Wolf von Gubbio ohne Angst sprach und daß er den Fischen predigte. Aber es genügt nicht,

Franziskus, wie geschehen, zum Umweltpatron zu erklären, ohne das anthropozentrische Denken des Christentums im Sinne des heiligen Franziskus von den Grundlagen her zu ändern. Die Aufgabe der Bischöfe und kirchlichen Führer liegt nicht darin, daß auch sie im Rahmen ethischer Überlegungen die «Verantwortung» für die «Umwelt» herausstellen und auf den Schaden eines bloßen Konsumdenkens hinweisen; es genügt auch nicht, daran zu erinnern, daß die Welt Gottes Schöpfung ist, oder, mit manchen Politikern, sich für oder gegen die Kernkraft auszusprechen; gefordert ist vielmehr eine weit grundlegendere religiöse Neubesinnung, die mit dem bisherigen jüdisch-christlichen Anthropozentrismus bricht und zu einem Einheitsdenken, zu einem religiösen Welterleben zurückfindet, das in der abendländischen Geistesgeschichte stets als unchristlich, ja als quasi pantheistisch oder gottlos bekämpft wurde. Dann erst gewänne das Christentum auch moralisch die Kraft, glaubwürdig in Frage zu stellen, was es bisher fraglos geduldet hat: von der Vivisektion der Tiere über die grauenhaften Tierversuche in den Laboratorien der Pharmaindustrie bis hin zu der Ausbeutung der «Substanzen und Akzidenzen» der Tiere in der Nahrungsmittel-, Kleidungs- und Freizeitindustrie.

(...) Wir haben uns angewöhnt, Tiere als reine Produzenten von Schlachtfleisch, Milch oder Eiern zu halten, die einfach parat stehen, wenn wir vor Ostern Eier, zu St. Martin Gänse, zu Weihnachten Puten, zum Oktoberfest Hähnchen zu Hunderttausenden und Millionen auf den Tag genau «benötigen», und wir reagieren dann wieder höchst empfindlich, wenn manche Tierhalter, wie 1988 in Nordrhein-Westfalen, dabei ertappt werden, wie sie Arzneimittel als Wachstumspräparate bei der Aufzucht von Rindern einsetzen. Es ist, als wenn wir unser Mitgefühl mit den Leiden der Tiere erst dann entdecken würden, wenn es unsere eigene Gesundheit bedroht; ansonsten schließen wir einfach die Augen gegenüber den Bedingungen, denen wir unsere Steaks, Schnitzel und Brathähnchen verdanken. Die Schwierigkeit liegt offenbar darin, daß wir nur die sauber verpackten «Produkte» des «Schlachtviehmarktes» zu sehen bekommen; niemand – außer manchen recht mutigen Fernsehsendungen und Illustriertenartikeln – nimmt uns bei der Hand und zeigt uns die massenweise Quälerei in den Massenzuchtanstalten, und unser Gefühl reagiert erst auf das, was unsere Sinne berührt und unser Vorstellungsvermögen aktiviert. Zudem tragen wir immer noch die Grundüberzeugung der christlichen Theologie in unseren Köpfen, es sei unser gutes Recht, mit den Tieren zu machen, was wir für zweckdienlich zugunsten des Menschen erklären. Ein ungeheueres Ausmaß an gerichtlicher Heuchelei attestiert den Praktiken der Massentierhaltung sogar die gesetzlich vorgeschriebene Artgerechtheit. An diesen Zuständen wird sich wohl erst etwas ändern, wenn wir ernsthaft unsere Nahrungsgewohnheiten überprüfen und den *Vegetarismus* als eine Art moralischer Pflicht gegenüber den Tieren, gegenüber der Natur und gegenüber den Menschen wiederentdecken.

THOMAS ALVA EDISON *Erfinder*

Ich bin Vegetarier und Antialkoholiker, weil ich so besseren Gebrauch von meinem Gehirn machen kann.

ALBERT EINSTEIN *Physiker*

Nichts wird… die Chancen für ein Überleben auf der Erde so steigern wie der Schritt zu einer vegetarischen Ernährung.

EMPEDOKLES *Philosoph*

Wollt ihr denn nicht endlich ein Halt gebieten dem zum Himmel schreienden Morden? Seht ihr nicht ein, wie ihr einander verschlinget im finsteren Wahn? Da führt ein Vater den geliebten Sohn in anderer Gestaltung hin zum Todesaltar mit dummen Gebet, und um Gnade fleht der Sohn den Wüstling an: doch dieser erhört ihn nicht, nein, schlachtet ihn gar, um zu Hause ein Gastmahl zu bereiten! So nimmt der Vater den Sohn und die Mütter nehmen ihre Kinder, rauben ihnen den Geist und verzehren die Leichen der Ihren!

O. W. FISCHER *Privatgelehrter*

Warum ich nicht Brüder esse – einfach aus Familiensinn, das ist alles. Irgendwo muß Scham beginnen.

MAHATMA GANDHI *Staatsmann und Politiker*

Für mich ist das Leben eines Lamms nicht weniger wertvoll als das Leben eines Menschen. Und ich würde niemals um des menschlichen Körpers willen einem Lamm das Leben nehmen wollen. Je hilfloser ein Lebewesen ist, desto größer ist sein Anspruch auf menschlichen Schutz vor menschlicher Grausamkeit.

Ich glaube, daß spiritueller Fortschritt an einem gewissen Punkt von uns verlangt, daß wir aufhören, unsere Mitlebewesen zur Befriedigung unserer körperlichen Verlangen zu töten.

JOSEPH VON GÖRRES *Publizist*

Wer über das gewöhnliche Leben hinaus will, der scheut blutige Nahrung und wählt nicht den Tod zu seinem Speisemeister!

MARTIN GORE *Musiker*

Fleisch – nein danke. Meine Liebe zu Tieren und zur Natur verbietet es mir, Tiere und ihr Fleisch zu essen. Diese Überzeugung habe ich schon seit mehr als zehn Jahren.

NINA HAGEN *Sängerin*

Als mein Sohn Otis kürzlich im Flugzeug Fleisch vorgesetzt bekam, hat er gemeckert: «Bäh, das stinkt.» Gekochtes Fleisch stinkt wirklich. Seit 1983 verzehre ich keines mehr.

PETER HOFMANN *Sänger*

Ich mag kein Fleisch mehr. Seit geraumer Zeit. Weil ich einmal gesehen habe, wie die Kälber für die Fleischfabriken großgezogen werden. Die haben nie eine Wiese gesehen, nach einem bis anderthalb Jahren werden sie mit dem Flaschenzug aus ihrer Box gezogen, weil sie noch niemals einen Schritt gegangen sind und sich nicht mal auf den Beinen halten könnten. Solche Grausamkeiten können wir nur verhindern, wenn wir uns als Konsumenten verweigern: kein Fleisch mehr. Eine Gesellschaft muß sich danach beurteilen lassen, wie sie die Schwachen, die Wehrlosen behandelt.

WHITNEY HOUSTON *Sängerin*

Die Art und Weise, wie Tiere transportiert und abgeschlachtet werden, macht mich total krank. Ich versuche jetzt, auch meinen Mann Bobby zum Vegetarier zu machen.

CHRISSIE HYNDE *Musikerin*

Ich denke, Vegetarier sollten ein bißchen mehr Aufhebens von ihrer Sache machen. Ich lebe ständig in Hotels, und ich schaue schon gar nicht mehr auf die Speisekarte. Ich sage einfach: «Ich bin Vegetarierin. Ich esse keine Eier. Ich esse keinen Fisch. Ich esse kein Hühnchen. Was können Sie mir statt dessen anbieten?» Mein Blut fängt an zu kochen, wenn ich sehe, wie klein die vegetarische Auswahl gewöhnlich ist. Sogar die Bezeichnung «Vegetarier» geht mir langsam auf die Nerven.

LOTTE INGRISCH *Literatin*
Fleischesleid

Leider sind wir dazu verdammt, die Welt aufzuessen. Und obwohl sie zum Glück immer wieder nachwächst, wäre es mir viel lieber, von Luft und Liebe zu leben. Und Ihnen wahrscheinlich auch.

Schon als Kind predigte ich öffentlich gegen das Verspeisen von Tieren. Aber wenn am Sonntag Kutteln auf den Tisch kamen oder faschierte Leibchen, wurde mein Bauch schwach. Er ist es noch immer, wenngleich immer seltener. Natürlich kann es passieren, daß ich dem Anblick einer Wurstsemmel erliege. Aber im beständigen Kampf des Herzens gegen den Bauch siegt allmählich das Herz. Kein Grund, stolz zu sein! Körner und Gemüse schmecken sowieso besser.

Ich könnte heulen, und manchmal tue ich es auch, so leid tun mir die Tiere. Sind sie nicht unsere Brüder, unsere Schwestern, sind wir nicht eine Familie? Und was tun wir ihnen an! Wenn es Gott gibt, und wenn er gerecht ist, schickt er uns alle in die Hölle dafür. Unmöglich kann er gesagt haben, wir sollten uns die Erde untertan machen, mit allem Getier, dem Rom noch immer die Seele abspricht. Aber wenn Tiere keine Seele haben, pfeife ich auf meine eigene! Und auf die Unsterblichkeit auch. Ein Mensch, der den Himmel nicht mit allen Tieren teilt, ist ein Rassist. Blöde, engstirnig und engherzig wie alle Rassisten. Das Herrentier Mensch? Daß ich nicht lache! Wenn ich das Leid, das wir den Tieren zufügen, bedenke, schäme ich mich, einer zu sein.

In den wissenschaftlichen Instituten Chinas beschäftigt man sich seit Jahren damit, Wasser zu energetisieren. Mensch und Tier können bereits wochenlang ohne Gewichtsverlust von diesem Wasser leben. Das ist eine große Hoffnung! Denn ich muß Ihnen gestehen, daß ich mich auch beim Spinat, den ich pflücke, entschuldige. Alles Leben ist empfindsam, ist beseelt. Wäre ich Bundeskanzler oder Papst, würde ich ein Ministerium für Pflanzen und Tiere errichten, das ihre Interessen vertritt. An den Universitäten müßten Tierrecht und Pflanzenrecht gelehrt werden. Tierquäler würde ich auf der Stelle exkommunizieren.

Wir müssen uns, fürchte ich, damit abfinden, abscheuliche Geschöpfe zu sein. Aber wir dürfen uns nicht damit abfinden, abscheulich zu bleiben. Wir sind nicht auf der Welt, um Wirtschaft zu treiben, wie uns schwachköpfige Politiker einzureden versuchen. Wir sind auf der Welt, um die Liebe zu erlernen. Auch, wenn wir noch immer nicht wissen, was sie eigentlich ist. Aber diese Liebe schließt alles ein und nichts aus. Sie – und nicht der Daumen oder unser Großhirn – zeigt an, auf welcher Stufe der Evolution wir gerade stehen.

Schließen Sie alle Tiere, statt in Ihren Bauch, in Ihr Herz! Und Sie haben die Schwelle des Paradieses überschritten.

MICHAEL JACKSON *Sänger*

Ich besitze selbst viele Tiere und liebe sie über alles, wie kann ich dann ihr Fleisch essen? Seit ich 20 Jahre alt bin, habe ich keinen Bissen Fleisch mehr angerührt.

FRANZ KAFKA *Schriftsteller*

Nun kann ich euch in Frieden betrachten; ich esse euch nicht mehr. (Beim Betrachten von Fischen in einem Aquarium.)

MANFRED KYBER *Schriftsteller*

Das Töten an sich verroht, ebenso die Gleichgültigkeit den Qualen der Tiere gegenüber, und der Fleischgenuß selbst macht plumper und roher, ganz abgesehen davon, daß Fleischgenuß meist mit starkem Alkoholverbrauch verbunden zu sein pflegt. Alkohol und Fleischgenuß ziehen den Menschen herab und machen ihn unempfänglich für die feineren Daseinsschwingungen im Kosmischen und in sich selbst.

Zu dieser Tatsache gesellt sich noch ein anderer Gesichtspunkt, schwer verständlich dem westlichen Denken, aber darum nicht weniger wirklich. Der Massenmord und die Qualen der Tierwelt gestalten eine stets wachsende Tatsache im Geistigen, die sich unweigerlich auswirken muß an ihren Urhebern.

LEONARDO DA VINCI *Maler, Bildhauer, Architekt, Naturforscher und Techniker*

Wahrhaftig, der Mensch ist der König der wilden Tiere, denn durch seine Brutalität übertrifft er sie. Wir leben durch den Tod von anderen. Wir sind Friedhöfe. Ich habe seit frühestem Alter die Verwendung von Fleisch verabscheut und die Zeit wird kommen, wo die Menschen auf den Mord von Tieren herabsehen werden, wie jetzt auf den Mord von Menschen.

MADONNA *Sängerin*

Ich lebe seit 15 Jahren fleischlos. Ich bin gegen Tierquälerei und halte Fleischkonsum für unnötig. Der Mensch kann genügend Proteine aus vegetarischer Nahrung aufnehmen.

LINDA MCCARTNEY *Musikerin*

Überlegen Sie, wie lange es gedauert hat, das politische System vieler Staaten zu verändern und das Wahlrecht für Frauen zu erlangen. Wie lange es gedauert hat, die Sklaverei abzuschaffen. Es gab eine Zeit, als der Großteil der «zivilisierten» Welt dies als akzeptabel betrachtete. Und dann sahen sie, daß es falsch war.

Ich denke, dasselbe wird passieren mit dem Essen von Tieren. Ich hoffe, daß der Tag kommen wird, an dem die Welt zurückblicken und sagen wird:

Wie *konnten* wir Tiere essen?

Wie *konnten* wir das tun?

PAUL MCCARTNEY *Musiker*

Man darf nicht essen, was ein Gesicht hat.

Ich glaube an den friedlichen Protest, und keine Tiere zu essen ist ein gewaltfreier Protest.

DENNIS L. MEADOWS *Zukunftsforscher; Koautor von «Die Grenzen des Wachstums»*

Wir essen zu Hause nie Fleisch, und ich lebe auch auf Reisen vegetarisch. Ich schätze diese Ernährung bereits seit 20 Jahren. Ich kann mich nicht mehr genau erinnern, welches Ereignis für meinen Entschluß, kein Fleisch mehr zu essen, ausschlaggebend war. Aber es gibt viele gute Gründe für eine vegetarische Ernährung:

- Als Vegetarier esse ich nur solche Nahrungsmittel, mit denen die Erde *alle* Menschen versorgen könnte.
- Es ist leichter, Geschirr abzuwaschen, das nicht voll von Fleischfett ist.

- Das gleiche gilt für Wände und Oberflächen in der Küche.
- Menschen, die kein Fleisch essen, riechen angenehmer.
- Es ist wissenschaftlich zweifelsfrei erwiesen, daß die vegetarische Ernährung viel, viel gesünder ist.
- Vegetarisch zu leben ist billiger.
- Auf ausgedehnten Bergwanderungen ist eine vegetarische Jause leichter zu tragen.
- Fleischesser sind Bestandteil eines schauderhaften Systems der Tierausbeutung.
- Die Versorgung der Reichen mit Fleisch geht mit Praktiken einher, die die Nahrungsgrundlagen und die Umwelt der Armen zerstören.
- Vegetarisch zu kochen ist viel interessanter.

REINHARD MEY *Liedermacher*

Die Würde des Schweins ist unantastbar!

In einer engen Box war es,
Auf Beton, unstandesgemäß,
Daß sie die Glühbirne der Welt entdeckte.
Sie war das Ferkel Nummer vier,
Drei andre lagen über ihr.
So ein Gedränge, daß sie fast erstickte!
Schon nach zwei Wochen Säugakkord
Kam jemand und nahm Mutter fort,
Doch noch als die Erinn'rung schon verblaßt war,

Fielen manchmal dem jungen Schwein
Der Mutter Worte wieder ein:
«Die Würde des Schweins ist unantastbar!»

Der Kerker wurde ihr Zuhaus.
An einem Fleck tagein, tagaus.
Und immer im eigenen Dreck rumsitzen.
Die feine Nase, der Gestank!
Sie wurde traurig, wurde krank,
Und als sie sehr krank wurde, gab es Spritzen.
Sie wurd zum Decken kommandiert.
Das hat sie niemals akzeptiert,
Daß Schweinesein nur Ferkelzucht und Mast war.
Und wenn man ihren Willen brach,
Dachte sie dran, wie Mutter sprach:
«Die Würde des Schweins ist unantastbar!»

Dann fuhr der Viehtransporter vor,
Man packte sie an Schwanz und Ohr
Zusammen mit vielen Leidensgenossen.
Die zitterten und quiekten bang
Und fuhr'n und standen stundenlang,
Viel enger noch als üblich eingeschlossen.
Das Schwein ist schlau und es ahnt schon
Die tragische Situation.
Sie wußte, daß dies ihre letzte Rast war.
Sie hat den Schlachthof gleich erkannt,
Und sie ging ohne Widerstand.
Denn die Würde des Schweins ist unantastbar!

Sie hat den Himmel nie gesehn,
Durft' nie auf einer Weide stehn,
Hat nie auf trocknem, frischem Stroh gesessen.
Sie hat sich nie im Schlamm gesuhlt,
Freudig gepaart und eingekuhlt –
Wie könnte ich dies Häufchen Elend essen?
Die Speisekarte in der Hand
Seh ich über den Tellerrand
Und kann die Bilder wohl nie mehr vergessen.
Ich möchte nicht, du armes Schwein,
An deinem Leid mitschuldig sein,
Wenn ich in diesem Restaurant zu Gast war.
Und ich bestell' von nun an wohl
Den überbacknen Blumenkohl.
Die Würde des Schweins ist unantastbar!

CHRISTIAN MORGENSTERN *Dichter*

Wenn der moderne Mensch die Tiere, deren er sich als Nahrung bedient, selbst töten müßte, würde die Anzahl der Pflanzenesser ins Unermeßliche steigen.

Ganze Weltalter von Liebe werden notwendig sein, um den Tieren ihre Dienste und Verdienste an uns zu vergelten.

ELLY NEY *Pianistin*

Der Vegetarismus ist mir seit Jahrzehnten ein inneres Anliegen, und ich halte ihn für die naturgemäße Lebensweise des Menschen... Es ist mir unbegreiflich, daß nicht jeder Tierfreund zugleich Vegetarier ist.

OVID *Dichter (über den Philosophen Pythagoras)*

Dort war ein Mann. Aus Samos gebürtig, doch war er die Insel samt ihren Herren geflohn und lebte als Feind der Tyrannis freiwillig in der Verbannung. Der drang, wenn auch fern in des Himmels Höhen ihr Sitz, im Geist zu den Göttern; und was die Natur den menschlichen Blicken verbarg, *er* sah's mit dem inneren Auge. Als er mit wachem Sinn dann alles durchspäht hatte, trug er Schülern es vor und lehrte fortan den schweigenden, *seine* Worte bewundernden Kreise die Uranfänge des großen Weltalls, die Gründe der Dinge und, was die Natur, was ein Gott sei. Auch, wie der Schnee, wie der Blitz entsteht, ob Jupiter donnre, oder der Wind, der die Wolken zerreißt, was die Erde erschüttre. Auch, nach welchem Gesetz die Gestirne wandeln, und alles, was verborgen noch sonst. *Er* rügte zuerst, daß Beseeltes aufgetischt werde als Mahl, *er* löste zuerst den gelehrten Mund, dem doch Wenige nur geglaubt, zu solcherlei Reden.

«Sterbliche schändet nicht mit verruchtem Mahl eure Leiber! Feldfrüchte gibt es, gibt Äpfel, die schwer und lastend die Zweige nieder zu Boden ziehn, gibt an Reben schwellende Trauben. Süße Kräuter gibt es, gibt solche, die durch das Feuer mild können werden und zart. Man nimmt euch die Labe des Milchtranks nicht und den nach der Blüte des Thymians duftenden Honig. Reichtum häuft verschwendend und milde Gerichte die Erde, bietet in Menge euch Speisen, die frei von Mord und von Blut sind. Tiere stillen den Hunger mit Fleisch, und sie auch nicht alle: Lebt doch das Pferd und das Rind, das Schaf und die Ziege von Gräsern. Aber die, die von wilder und unbezähmbarer Art sind, wie die armenischen Tiger, die zornesmutigen Löwen und mit den Wölfen die Bären, die freun sich an blutiger Mahlzeit. Welch ein Frevel, weh! wenn Geweid in Geweide gestopft wird und ein gieriger Leib einen Leib verschlingend sich mästet, *ein* Beseeltes lebt vom Tod eines andern Beseelten! Wie? Von den Schätzen umringt, die der Mütter beste, die Erde, alle hervorbringt, kann nichts dich erfreun, als mit wütenden Zähnen gräßliche Wunden zu kaun, Cyclopenbrauch zu erneuern! Kannst du nur dann, wenn zuvor du umgebracht einen Andern, stillen den Hunger des übelgesitteten, gierigen Bauches?

Jene vergangene Zeit, die wir doch die ‹Goldene› nennen, ist mit den Früchten der Bäume und dem, was der Boden hervorbringt, glücklich gewesen und hat ihren Mund nicht mit Blute besudelt. Sicher schwangen da durch die Luft ihre Flügel die Vögel, frei von Ängsten streifte da mitten im Kraute der Hase, und sein arglos Gemüt brachte nicht den Fisch an den Haken. Ohne Verrat und ohne die Furcht vor Arglist war alles da und des Friedens voll. Als dann ein Unnützer, wer auch immer es war, an der früheren Kost kein Genüge mehr fand und Fleisch von Leibern als Speise versenkt in den gierigen Bauch, da schuf dem Verbrechen er Bahn. Vielleicht ist am Blut eines Raubtiers, das man erlegt hat, zuerst erwarmt das besudelte Eisen. Das war wirklich genug! Man mochte noch, ohne zu freveln, Leiber, die unseren Tod verlangen, weihen dem Tode. Doch, die man töten durfte, man durfte sie doch nicht verzehren!

Weiter schritt der Frevel von da. Man glaubt, daß als erstes Opfer das Schwein zu sterben verdient, weil *es* mit dem groben Rüssel die Saaten zerwühlt und die Hoffnung des Jahres zerstört hat. Weil er die Rebe benagt, hab' den Bock an des rächenden Bacchus Opferaltar man gefällt. Ihre Schuld hat den Beiden geschadet: Was habt ihr Schafe getan? Ihr friedlich Vieh, zu des Menschen Schutze geboren, die Nectar ihr tragt im schwellenden Euter, die, uns weich zu umhüllen, ihr eure Wolle uns schenkt und mehr mit eurem Leben als eurem Tode Gewinn schafft? Was habt ihr Rinder getan? Ihr Geschöpfe ohne Listen und Tücke, einfalt- und unschuldsvoll, Beschwerden zu tragen geboren? Dankvergessen ist, nicht wert der Früchte des Feldes, wer zu schlachten vermocht seines Ackers Bebauer, den eben erst vom geschweiften Pflug er gelöst, der den Hals, den von Arbeit wunden, mit dem er so oft den harten Boden erneut, mit dem er so viele Ernten erzielt, mit dem Beile durchschlagen!

Und, nicht genug, daß man solch einen Frevel begeht, – auf die Götter selbst noch schiebt man die Schuld. Man glaubt, ihr erhabenes Walten werde erfreut durch den Tod des mühsalduldenden Stieres. Da wird, makelfrei, das Opfer, herrlich gestaltet, – schön zu sein bringt Tod – im Schmucke von Binde und Goldstaub hin zum Altare geführt; nichts ahnend hört es den Beter, sieht, wie man zwischen die Hörner ihm legt auf die Stirne die Frucht, die selbst es gebaut; und, erschlagen, befleckt mit Blut es das Messer, das es zuvor vielleicht im spiegelnden Wasser erblickt hat. Dann entreißt man der lebenden Brust die zukkenden Fibern. Diese beschaut man und forscht nach dem Willen der Götter in ihnen! Und – so groß ist der Menschen Gier nach verbotener Speise – hiervon wagst du zu essen, o menschlich Geschlecht! Und ich bitte: tu es nicht und kehr' deinen Sinn an meine Ermahnung: Wenn euren Gaumen ihr setzt an den Gliedern erschlagener Rinder, wisset und fühlt: ihr zerkaut den eigenen Arbeitsgefährten! (...)

Doch, daß auf Pferden wir nicht, die des Zieles vergessend enteilen, weit aus der Bahn uns verlieren: Der Himmel und unter ihm alles, so auch die Erde und alles auf ihr, sie wandeln sich ständig. *Wir* auch, ein Teil des Alls, wir können, da wir nicht Leib nur, sondern geflügelte Seelen auch sind, unsre Wohnung in wilden Tieren finden oder im Leib von zahmen uns bergen. Leiber, welche die Seelen vielleicht unsrer Eltern und Brüder, eines, den sonst ein Band uns geeint hat, beherbergt, gewiß doch die eines Menschen, die wollen in Ruhe und Ehren wir lassen, nicht mit thyestischem Mahl die Eingeweide uns füllen. O, wie gewöhnt er sich schlimm, wie bereitet er ruchlos auf Mord an Menschen sich vor, der die Kehle des Kalbes durchschlägt mit dem Messer, rührungslos das Ohr seinem Brüllen bietet, und *der* auch, der es vermag den Bock zu stechen, wenn seinen Schrei, der dem eines Knaben gleicht, er ausstößt, vom Vogel zu essen, dem er selbst das Futter gereicht. Wieviel ist's, was da fehlt zum vollen Verbrechen, wohin wird so die Bahn nicht bereitet?

Pflüge das Rind! Doch schreibe sein Sterben den Jahren es zu, es liefere Waffen das Schaf, zu wehren dem grimmigen Nordwind, lasse die satte Ziege ihr Euter den pressenden Händen. – Fort die Netze, die Fallen, die Schlingen, die Listen und Tücken! Täuscht den Vogel nicht mit der leimbestrichenen Rute, schließt den Hirsch nicht ein in die schreckenflitternden Federn und verbergt nicht den Haken der Angel in trügender Speise. Tötet, die schaden etwa, doch diese tötet auch nur, bleib ferne davon euer Mund und genieße sanftere Nahrung!»

MADELEINE PETROVIC *Klubobfrau der Grünen im Österreichischen Parlament*

Warum ich je Fleisch und Fisch gegessen habe, kann ich heute gar nicht mehr begründen oder auch nur nachvollziehen. Jedenfalls weiß ich, warum ich seit etlichen Jahren keine getöteten Tiere mehr esse – ich könnte es nicht verantworten.

Als mein Bruder und ich Kinder waren und meine Eltern eine eigene Existenz aufbauten, war ein strikter Sparkurs in der Familie angesagt. Nahrungsmittel waren relativ teurer, als sie es heute sind, und ich erinnere mich noch gut, daß vor allem meine Großmutter immer etwas zum Familienbudget zusteuerte und darauf achtete, daß nur ja die Kinder genug Fleisch bekamen. Ich weiß, wie sehr sie sich freute, wenn uns ein Schnitzel so richtig schmeckte; sie war mit Sicherheit überzeugt, das Beste für uns zu tun. Viel später erst habe ich nach und nach die Umstände kennengelernt, unter denen Tiere gehalten werden – leben würde ich es nicht nennen – und wie sie geschlachtet werden. Den Anlaß gab ein Film über den Kabeljau-Fischfang in den Niederlanden, den ich zufällig in einem Schiffahrts- und Fischereimuseum in der Nähe von Rotterdam sah. Die Art, wie diese großen Fische mit Harpunen gefangen werden, verletzt – aber lebend – auf den Fangfischen liegen und nicht einmal schreien können, hat mich erschüttert. Von dieser Zeit an habe ich mich bewußt darüber informiert, was sonst noch mit Nutztieren passiert. Für mich hat sich ein Bild des Grauens ergeben. Ich glaube, daß es nicht so sehr der Tod und die Tötung waren, die mich entsetzten, sondern die unglaubliche Roheit, mit der Menschen tagein, tagaus, von früh bis spät im Rahmen arbeitsteiliger Produktionsvorgänge immer nur töten. Andere wiederum berauben gewerbsmäßig Tiere ihrer Freiheit, indem sie sie in Kastenstände, Anbindehaltungen, Käfige und Boxen pferchen, und produzieren unter industriellen Bedingungen das, was die Mehrzahl der Mitglieder unserer Gesellschaft als ein Hauptnahrungsmittel konsumiert.

Ohne es begründen zu können, war ich von Anfang an überzeugt, daß diese Art des Umgangs mit Lebewesen nicht nur ethisch unverantwortbar ist, sondern auch zu schwersten Schäden führt. Nach und nach hat sich das in tragischer Art und Weise bewahrheitet. Große Zusammenhänge habe ich erst viel später gesehen, als meine Entscheidung gegen den Konsum von Fleisch oder Fisch lang getroffen war. Das Elend der dritten Welt, aus der die reichen Industriestaaten Futtermittel beziehen und damit die Möglichkeiten für dringend notwendige Landreformen zerstören; die gräßlichen Transporte, bei denen Leid, Schmerz und Tod in den Handelsspannen einkalkuliert sind; die Umschlagsvorgänge, bei denen Tiere stürzen, sich die Knochen brechen, sich blutig schlagen, und schließlich die Schlachthöfe als Endstation. Der Fleischkult fordert aber auch immer mehr Opfer in den reichen Industriestaaten: Herz-Kreislauf-Erkrankungen, Stoffwechselerkrankungen und Allergien stehen mit Sicherheit in einem Zusammenhang mit dem exzessiven Konsum tierischer Produkte aus Massenhaltungen – doch darüber wird geschwiegen, denn mächtige Industrien und Agrarfabriken stehen hinter diesem Geschäft. Salmonellen, andere Krankheitserreger und bakterielle Lebensmittelinfektionen fordern immer mehr Opfer: Menschen sterben in Österreich, in Europa; andere Menschen werden schwer krank, und dennoch gibt es keine Warnungen vor den Produkten aus den tierquälerischen Massentierhaltungen. Man müsse nur ordentlich kochen, braten, dann sei alles kein Problem. Tote, chemisch konservierte, pasteurisierte, sterilisierte Nahrungsmittel von Tieren, die nie gelebt haben!

Längst schon sind auch die Böden rund um die immer intensiver wirtschaftenden Tierfabriken ausgelaugt und kaputt durch die mit hohem Chemieeinsatz betriebene Futtermittelerzeugung; die Chemikalien gelangen ins Wasser und haben in den österreichischen Viehhaltungsgebieten große Teile des Grundwassers ungenießbar gemacht. Gleichzeitig wird bei Kindern immer noch versucht, sie möglichst frühzeitig – bevor sie nachdenken können, bevor sie wissen, was wirklich vor sich geht – zu abhängigen Konsumenten zu machen. Fischstäbchen werden in der Werbung präsentiert wie kleine Goldbarren, Kinderjoghurt wird damit beworben, daß es «wertvoll wie ein kleines Steak» sei, und Mütter, die wollen, daß ihre Kinder immer vorne sind, braten und brutzeln Fleisch für ihre Lieblinge.

Trotzdem lassen sich immer mehr Kinder nicht mehr täuschen und fragen nach der Herkunft der Hamburger, der Fischstäbchen und der Würstchen, die so gar nicht mehr nach Tier aussehen. Die Massentierhaltung wird aufhören, und ich hoffe, daß nicht noch mehr Menschen zu schweren gesundheitlichen Schäden kommen müssen, daß nicht das gesamte Trinkwasser verdorben werden muß und daß nicht die Menschen in der dritten Welt noch mehr auf unsere Kosten zu Schaden kommen. Ich hoffe sehr, daß Menschen Änderungen durchsetzen können, bevor sie aus Schaden klug werden, und ich bin nicht zuletzt in die Politik gegangen, um meinen Beitrag dazu zu leisten.

Die Massentierhaltung muß beendet werden – eine bäuerliche und artgerechte Tierhaltung halte ich für ethisch verträglich und auch die Gewinnung tierischer Produkte unter Vermeidung jeder vermeidbaren Tierqual. Ob darüber hinaus der Schritt zum Vegetarismus gemacht wird, halte ich für eine höchst persönliche Entscheidung. Ich bin sehr froh, daß ich meine so getroffen habe.

VOLKER ELIS PILGRIM *Schriftsteller*

Ich will keine Fremdstoffe aufnehmen

Mein Abschied vom Braten, vom Schnitzel und von der Leberwurst begann unheroisch. Ich achtete auf mich selbst, umging die Fleischvertilgungswege, weil ich befürchtete, daß sie, für die Dauer meines Lebens beschritten, meiner Gesundheit schaden könnten. Es war an mein Ohr gedrungen, daß in dem Stück Fleisch, das ich mittäglich in die Pfanne haute, allerlei unheimliche Stoffe beherbergt seien.

Das Tier, dessen Teile ich eines Tages zu mir nehmen soll, wird als Ware gehandhabt. Nachdem es die Neonröhre des Stalls erblickt hat, muß es sein Leben lang eingezwängt stehen, schnell wachsen, viel zunehmen und komplikationslos sterben.

Diesen vier Erfordernissen des Marktes kommt es von

Natur aus nicht entgegen. Die Tierzüchter und Fleischauswerter zwingen sie ihm auf. Ach zwingen! Viel leichter, füllen Chemie in es hinein und locken sie ihm hervor:

Antibiotika, um die schwachen Tiere vor Infektionen zu schützen und ihre Gewichtszunahme zu steigern,

Östrogene, um den Futterverbrauch zu verringern und das Gewicht zu erhöhen,

Thyreostatica, um die Wasserausscheidung zu bremsen und das Gewicht auf das Doppelte hinaufzutreiben,

Tranquilizer, um die Tiere gegen die Belastungen der «Intensiv»haltung unempfindlich zu machen, ihren Herzinfarkten vorzubeugen,

Beta-Rezeptorenblocker, um beim Weg zum Schlachthaus Kollapse zu vermeiden.

Außerdem finden drei Gifte Eingang in die Tiere: Arsen, Blei und Cadmium – Arsen über Medikamente, Blei über pflanzliche Futtermittel, Cadmium über Fischmehl. Die giftigen Schwermetalle Blei und Cadmium schlucken die Tiere noch auf «natürlichem» Wege, wenn sie in der Nähe von Industrien (zum Beispiel Müllverbrennungsanlagen) oder Autobahnen (Abrieb von Gummireifen) atmen, wenn sie von Klärschlamm und Düngemitteln durchtränktes Gras fressen.

Pestizide (DDT) schlummern in Futtermitteln und warten auf ihren Transport über das Tier in den Menschen. Polychlorierte Biphenyle verbergen sich in Wandanstrichen und Lacken, mit denen die Behälter und Wände der Ställe steril gehalten werden sollen und harren der Einatmung und Ablagerung im Gewebe.

Nach dem Tod der Tiere muß die fleisch- und wurstverarbeitende Industrie tätig werden und will ihre Beilagen dreingeben. Fleisch und Würste müssen weite Entfernungen zurücklegen, langes Liegen verkraften, bis Hausfrau und Feierabendeinkaufsmann beim Metzger auf die Glasscheibe tippen und sagen: «Einhundertfünfzig Gramm feine Mettwurst, drei Rouladen, vierhundert Gramm Gehacktes...» Der gekochte Schinken soll rosig glitzern. Fleisch ist aber tot, morgen grau und grün. Nitrate und Nitrite helfen, balsamieren den Tod noch wochenlang rot. In den Würsten müssen die Schlachtfette gebunden werden, auf daß ein Messer cremig über die Brotschnitte schmalzt. Kurz nach dem Schlachten kann das warme Fleisch binden. Schlachthof und Wurstfabrik liegen weit voneinander entfernt. Wenn das Fleisch beim Hersteller ankommt, ist es kalt und bindet nicht. Ganz einfach: Diphosphate rein, und auch das kalte Fleisch bindet (sich).

Nicht zu vergessen die Prothesen, die Emulsionsförderer, Geschmacksverstärker, Dickungsmittel und Schnittfestmacher. Auf chemisch heißt das: die Mono- und Diglyceride, die L-Glutaminsäuren, Na- und K-Glutamate, Na-Inosinate, die Traganthes und Gummi arabici.

Die Begriffe der Fremdheiten in der Wursthaut extremisieren sich noch. Konservierungs- und Farbstoffe werden dort hineinmanövriert: Benzoesäuren, PHB-Ester, Sulfite, Talcum, Aluminiumsulfat, Glycerin, Glyoxal, Anthocyane, Beta-Apocarotinsäureethylester... (...)

Ich will kein ungelebtes Leben verzehren

(...) Tod – dieses übliche Schlachten, Jagen, Killen – war mir lange Zeit gleichgültig: «Sterben müssen wir alle. Es ist dem Tier sicher egal, ob es natürlich stirbt oder für meinen Verzehr geschlachtet wird, da hat es keine Altersunbilden, wird anstatt von seinen natürlichen Feinden vom Mann umgelegt, früher oder später, meinetwegen auch früher», dachte ich so vor mich hin.

Wichtig war mir: Das Tier, das ich esse, sollte gelebt haben. Das Schwein sollte grunzend seine Nase in den Morast gesteckt, vollgefressen im Schatten gelegen, die Kuh sollte gegrast, mit ihrem Schwanz nach Fliegen geschlagen, dösend auf der Wiese gekauert, das Huhn sollte gescharrt und gegackert haben.

Die Tatsache, daß ich Siechtum-Abgepacktes verspeisen mußte, wurde mir immer unerträglicher. Eine Kuh und ein Schwein, lebenslänglich in Betonställen eingesperrt, isoliert vom neben ihnen stehenden Tier, ein Huhn ohne Federn auf einem Rost mit einem Platz, der kleiner ist als sein Bauch – solch eine Existenzminderung, eine Tag-und-Nacht-Folter, zugemutet einem «schuldlos» Lebendigen, wollte ich nicht mehr in meinen Körper aufnehmen. Die Totalqual und die Starre beleidigten meinen Sinn für Lebenszusammenhänge. (...)

Ich mochte schon nicht gern daran denken, daß die Tiere nur noch künstlich befruchtet werden. Fleisch aß ich, das nicht mehr aus Liebe gemacht wurde, sondern aus Veterinärspritze. Folgen der Brunst sind unsere Kälber und Ferkel schon lange nicht mehr. Der Tierarzt macht sie. Und nun sollten sich Kühe und Schweine nicht einmal mehr berühren dürfen, nicht Schnauzen stupsen, Felle schubbern? Und die Hühner nicht mehr gackernd auf und ab laufen, Seit an Seit scharren und gedrängt des Nachts auf der Stange sitzen?

Ich kann nicht Veränderungen mit mir betreiben, Frieden zum Nachbarn üben, Aufgabe der Unterdrückung der Frau, Beendigung der Feindschaft unter Männern und Befreiung des Kindes proklamieren – das sind Vorgänge, die meine äußere Existenz betreffen – und in mein Inneres Endprodukte von Unerträglichkeiten gegen das Lebendige hereinholen.

Ich will keine Angst in mich hineinfressen

(…) «Ich esse Fleisch» klingt harmlos verdinglicht. Der Vorgang, der mir das Stück Fleisch verschafft, ist der heikle Akt des Tötens, der sich in diesem meinem heruntergeschluckten Bissen leiblicher Faser materialisiert hat. Fleischvertilger leben vom täglichen Sterben ihrer Nächstverwandten. Es muß genauer heißen, vom nächtlichen Sterben. Geschlachtet wird nachts. Die Menschen haben eben doch ein schlechtes Gewissen, so beispiellos fließbandrollend zu töten. Das Geächze und die Schreie ihrer lieben Mitlebenden zu hören würde den Zusammenhang zwischen deren Angst und Not und dem heruntergeschlungenen Rinderschmorbraten wiederherstellen.

Zwei Arten von Angst habe ich bei Tieren erlebt, die kurz davor standen, getötet zu werden: ein Schwein, das weggezerrt wird und schreit «wie am Spieß». Der Begriff ist ein zu Sprache geronnener Hilfeappell eines Lebenswilligen, Lebenbleibenwollenden. Eine Kuh, die mit geweiteten Augen auf ihre Schwester schaut, der vor ihr der Todesstoß versetzt wird, den sie selbst erwarten muß, es tut mit diesem von allen Peingeräuschen und letzter Wehmotorik verlassenen Entsetzensblick. (...)

Wer Fleisch essen will, sollte ein halbes Jahr in einem Schlachthaus volontieren. Wir fressen mit jedem Hackepeter Angst in uns hinein. Ich dachte noch Gewagteres: «Vielleicht essen wir mit dem Fleisch der Leidenden uns die Depressionen an!» Um jedes Kasseler weht ein Hauch von Niedergeschlagenheit.

Die zum Schlachten bestimmten Tiere werden heute tagelang in den Tod geschickt. Sie ahnen ihn nicht nur, sie sehen, hören, riechen ihn auf sich zukommen. Aus ihren Ställen zusammengetrieben, werden sie über Land gefahren und in die Schlachthöfe der Großstädte transportiert.

Das Leben eines zum Schlachten bestimmten Tieres ist eine einzige Depression. Alle gezüchteten Tiere werden in der Regel zum Schlachten bestimmt. Und die letzten Tage sind für Schwein und Rind eine Angsttortur sondergleichen. (...)

Als die Menschen die Jagd kultivierten, war es bevorzugtes Ausbildungsziel, die Geschicklichkeit der Speer- und Bogenführung so zu vervollkommnen, daß das Tier ins Herz getroffen wurde und keinen Todeskampf erleiden mußte.

Nicht aus Rücksicht auf das Tier, sondern aus Vorausschau auf seinen Verzehr. Dauerte die Zeit der Angst und Wut des Opfers zu lange, wurde sein Fleisch giftig. (...)

Weit davon entfernt sind unsere gewöhnlichen Schlachtpraxen. Auch mit Beruhigungsmitteln vollgestopft, werden die Tiere ihren Gang zum Tod wahrnehmen. Eine Fließbandmaschinerie rollt sie zeitlupenstokkend unerbittlich auf das Fallbeil zu.

Da wendet ein Leichenverspeiser ein: «Es gibt aber Raubtiere, die ihre Beute hetzen!» Zebras, Gazellen, Elefanten werden verfolgt, bis sich ein schwaches Tier aus der Herde löst und angefallen wird.

Entweder ist dieser Jagdvorgang die berühmte Ausnahme von der Regel, oder das Galoppieren in der Herde ist ein elementarer Vorgang, der alle Lebenskräfte der verfolgten Tiere auf den Plan ruft, die Muskeln anspannt, das Blut «kochen» läßt, daß die Angstgifte noch nicht ausgeschüttet oder von der inneren Turbulenz wieder unschädlich gemacht werden. Die Angst im Überlebenskampf ist etwas Dramatisch-Progressives. Die Angst auf dem Marsch zum Schlachtplatz ist etwas Bleiern-Negatives. Die Depressivität der Unentrinnbarkeit wird sich in den Adern der abgerichteten Tiere breitmachen.

Ich will keine Liebe kaputtmachen

Tiere aus der Fabrik verweigerte ich, weil sie zu Deponien der chemischen Industrie geworden sind, nur noch dahinvegetieren und auf einen Fließbandtod zurollen müssen.

Ich aß nun Wild, Schafe, Vögel aus Freiluftgehegen

und Fische. Industriellen Abstoffen konnte ich damit nicht entgehen. Schluckenmüssen ist heute Fortschrittselend von allem Lebendigen. Auch die Pflanzen sind voll technologischer Reste, und darüber hinaus müssen Menschen einatmen, was Schornsteine ausstoßen. Die wilden Tiere werden jedoch nicht aus Profitinteressen mit Fremdstoffen noch aufgepumpt, haben gelebt und sind abrupt zu Tode gekommen.

Auch diese Tiere nicht mehr zu essen, verdanke ich einer Erfahrung. Die glücklichste Beziehung meines Lebens ging nach fünf Jahren Zusammenseins auseinander. Ich schlingerte einige Zeit zwischen Tod und Leben. Der Geliebte hatte mich verlassen. Vor dieser Erfahrung hatte ich dreimal Frauen verlassen, was mir Mittelleiden zutrug. Selbst verlassen zu werden riß die Gedärme mir langsam einzeln aus. Das Verlassenwerden wurde für mich zur peinigendsten Erfahrung überhaupt. Endlich verstand ich meine Freundinnen, verstand die vielen Menschen, die sich nach Trennungen umbringen oder in einem Schattendasein ihr Leben allmählich verbleichen. Ich litt an dem Abschied vom Freund so ausdauernd, fiel in eine all mein Sinnen und Trachten beschleichende Lebensunlust, bis ich auf mein Ende zusteuern wollte.

Psychoanalyse allein half mir nicht weiter. Ich wollte wissen, aus welchen Quellen sich dieses lebensauflösende Gefühl des Verlassenwerdens außerdem noch speist. Trennungen hatte ich schon erlebt. Alle Trennungen entzündeten Schmerzen in mir. Das Weh hatte Grenzen in der Notwendigkeit der Trennung: der Tod der Großmutter, der Abschied von meinen Freunden in der DDR vor dem Gang meiner Familie nach Westdeutschland, das Verlassen der Freundinnen, um frei zu sein für neue Entwicklungen.

Der Schmerz ist uferlos, wenn die Trennung von außen kommt, wenn sie nicht von eigenen Bedürfnissen oder biographischen Erfordernissen sinngetragen wird.

Ich las bei Konrad Lorenz und anderen Autoren, daß es für paarfähige Tiere eine Katastrophe bedeutet, wenn ihnen ihr Nächstes entrissen wird. Das Sich-Beziehen ist ein in der Natur weitverbreitetes und offenbar für viele Arten notwendiges Verhalten. Enten, Gänse, Pferde, Rinder, Schweine, Rehe... verbinden sich, wählen sich einen Nächsten, siechen dahin, wenn der Kumpan für immer verschwindet.

Jemand erzählte mir eine Geschichte von einem Fasan, den seine Lebensgeister verließen, als sein Ihm-Vertrauter von einem Auto überfahren wurde.

Die Fähigkeit zur Bindung setzt eine Hälftenbildung voraus. Ein äußerlich autonom erscheinendes Individuum muß eine innere Bedürftigkeit oder Unselbständigkeit entwickeln, um sich an ein anderes Individuum anschließen zu können. Zu Verteidigungs-, Fortpflanzungs-, Ernährungs- und Entwicklungszwecken gibt ein Exemplar seine Selbständigkeit auf und verbindet sich mit einem anderen für eine Aktionseinheit.

Wenn diese Einheit von außen zerstört wird, fühlt es sich für das Individuum an wie eine Zerstörung seiner selbst. Unter Menschen beobachtete ich es: Massenhaft kriechen sie nach Trennungen als Zwangsgehälftete in ihrem Leben herum, schaffen es weder, neue Verbindungen einzugehen, noch sich so in sich selbst zu runden, daß sie wieder autonom sind. Da in Deutschland jede dritte Ehe geschieden wird, muß dieser Fakt für Hunderttausende eine Trennung von außen bedeuten, eine Trennung, die für einen der Partner uneinsichtig, überraschend, verletzend ist.

Das Nächsten-Entreißen tun wir den Tieren täglich an, schlachten ihren Du-Bezug auseinander, kümmern uns nicht, ob das zurückgelassene Tier nach dem Verschwinden seines Liebsten dahinsiecht. Es interessiert uns nicht, daß es auch für Tiere Nächste gibt. «Das Tier kann nicht sprechen, nicht denken, nicht schreiben...», denken wir und nehmen uns ein Recht heraus, es zu verspeisen.

Die Beziehungsfähigkeit der Säugetiere und Vögel brachte die Tiere mir so nahe, daß ich ihr Schlachten und Jagen unmöglich fortsetzen konnte. Mein Einstieg in die Schonung verlief nicht über die Identifikation mit dem getöteten, sondern mit dem verlassenen Tier. Tot zu sein wünschte ich mir nach der Freundestrennung oft selbst, aber leidend, siechend, sehnend, verzehrend, sozialamputiert, gemeinschaftskörperverletzt – dieser Zustand war mir unerträglich. Ich wollte ihn selbst nicht mehr erleben und keinem anderen Mitlebenden zumuten – weder Mensch noch Tier. (...)

Ich will den Schutz der Tiere genießen

Ich bin immer auf seiten der Kleinen und Schwachen. Ich habe in meinen Arbeiten Gedanken für die Söhne gegen die Väter, für die Frauen gegen die Männer, für die Töchter gegen die Mütter, für die Kinder gegen die Eltern, für die Arbeiter gegen die Unternehmer, für die Homosexuellen gegen die Heterosexuellen, für die Juden gegen die Germanen, für die Deutschen gegen die Amerikaner festgehalten und werde nun von dem Impuls geleitet, etwas für die Tiere gegen die Menschen zu schreiben.

Nach jeder Seite, die mir gelingt, flutet eine Kraft durch mich, fühle ich mich gestärkt, erlebe ich mein Gesicht verjüngt, als täte ich das Lebendigste, was ich je getan habe. Ich bin am Nerv des patriarchalischen Todesprogramms angekommen, dem von den Mitgliedern der Männergesellschaft nie wesentlich kritisierten Umgang der Menschen mit den Tieren. (...)

Mir drängt sich der Gedanke auf: Tiere beschützen mich, wenn ich sie nicht mehr esse. Männer töten Menschen und Tiere, und dafür müssen Menschen büßen. «Wurst – Widerwurst!» «Wer einem anderen eine Grube gräbt, fällt meistens selbst hinein!»

Was ist das für ein Zusammenhang des Lebendigen: Unfälle, Morde, Unglück – Zufall, Schicksal? Das meiste verursacht der Mensch direkt oder indirekt. Und das wenige, das übrigbleibt und wie Schicksal oder Strafe Gottes aussieht, verstehe ich als Folge des aus den Fugen geratenen Gleichgewichts zwischen Mensch und Tier. Ich kann diesen Gedanken nicht beweisen. Er ist der einzige irrationale meiner zehn Gründe, kein Fleisch mehr zu essen: Wenn ich kein Tier verspeise, wird mir nichts passieren. (...)

Hinter der Irrationalität steckt etwas, das bei der Überwindung des Patriarchats eine zentrale rationale Rolle spielt: Einklang des Menschen mit sich selbst und mit dem Seienden. Dieser Einklang ist gestört, wenn wir unter allem sich Bewegenden, unter unseresgleichen und unter unseren Verwandten herumschlachten – und bei den Fischen fängt die Verwandtschaft an.

Als ich noch Fisch aß, kam jedesmal ein Seufzer der Erleichterung, wenn ich die Frage: «Aber Fisch ißt du doch?» bejahte. «Also gut, irgend etwas tötet auch der, Gott sei Dank! Er ist einer von unserer Mordbande!»

Menschen, die Fleisch essen, sind Mörder. Der Satz muß fallen. Mörder sind vogelfrei. Das ist ein altes Gesetz. Die Rache Gottes oder der Menschen verfolgt Mörder. Die Urprinzipien, die für Menschenmörder eingerichtet worden sind, werden auch für Tiermörder gelten. Der Rächer heißt «Schicksal». Ein unerklärliches Hingerafftwerden meines Liebsten, ein plötzlicher Unfall, eine überraschende tödliche Krankheit – so schlägt das Leben zu, gegen das ich mit meinen Zigeunerspießen geschlagen habe. Als Fleischfresser stehe ich auf seiner Abschußliste. (...)

Ich will die «Rache» des Tieres vermeiden

(...) Die Fleischverzehrer wimmeln den Mordgedanken von sich ab mit dem Hinweis auf die vielen Raubtiere in der Natur. Die Natur kennt das Prinzip des Raubes. Einige Fische, Reptilien, Vögel und Säugetiere töten Tiere, um sie zu fressen. Die deutsche Sprache ist deutlich und charakterisiert dieses Verhalten als Raub. Manchen Arten werden durch andere Arten Individuen geraubt. Zebras durch Tiger, Mäusen durch Bussarde, Singvögeln durch Eichhörnchen... Alte und schwache oder schutzlose kleine Tiere fallen dem Griff und der Verfolgung der fleischfressenden zum Opfer. (...)

Das Tierfressen ist *ein* Prinzip der Natur, nicht ihr einziges, wie Fleischkonsumenten gern behaupten. Es gibt mehr Tiere, die Pflanzen oder Insekten verzehren, als Tiere, die Artverwandten nachstellen. Was auch immer die «Absicht» der Natur sein mag, das Tierfressen geschieht als Raub, als Entnahme, Entreißung einzelner aus ihrer Gruppe. (...)

Kein Prinzip der Natur ist das Morden. Die Viehzucht, die Gefangennahme von Tierarten – Schweine, Rinder, Schafe, Hühner... – zur Ausnutzung ihrer Fähigkeiten und zur Tötung prinzipiell aller Mitglieder ist eine Neuheit in der Natur. Der Mensch ist kein Raub-, sondern ein Mordtier. Einige Arten zu dem Zweck der Tötung zu fangen, zu züchten und alle ihre Mitglieder umzubringen, ist Mord.

Im Deutschen haben wir zwei Wörter, die den Zusammenhang zwischen Menschen- und Tierumbringen herstellen. In einer *Schlacht* werden Männer getötet, in einer *Schlachtung* Tiere, vollzogen vom *Schlachter*. Männer veranstalten *Gemetzel*, wenn sie unter Menschen wüten, sie niedermachen, zerstückeln, totschlagen. Der *Metzger* zertrennt die Kadaver und bietet sie als zusammenhanglose Einzelheiten seinen Kunden an.

Die ursprüngliche Jagd war ein Kampf zwischen noch ungefähr Gleichberechtigten. Menschen und Tiere lebten in Wildnissen und fielen gegenseitig übereinander her.

Seit der Viehzucht sind die Tiere in den Händen der Menschen. Ihre Tötung und Marterung ist wie Kindesmißhandlung. Das Schwache wird drangsaliert und geopfert.

Daß das Tier für seine Leistung und für seinen Tod noch verhöhnt wird, beweisen die Schimpfwörter, die von allen ausgelieferten Tieren her entlehnt worden sind: dumme Kuh, blödes Schaf, doofe Ziege, dreckiges Schwein. Dämlich sind auch Esel, Ochse, Huhn, Pferd (Roß), Hund (Köter), «Rindvieh», Bulle, Gans... Belämmert (vom Lamm her entlehnt) ist ein Mensch, der sich wie vor den Kopf geschlagen fühlt.

Die Tiere, die sich nicht so leicht ausbeuten lassen, werden geachtet: die wilden Tiger, freien Adler, schlauen Füchse, mächtigen Löwen, schnellen Wiesel, geschmeidigen Katzen...

(...) Das permanente Fleischessen – nicht das nur gelegentliche wie zu Zeiten der Jagd, wenn ein Tier gefangen oder getroffen werden konnte – hat Folgen für den Menschen, die nicht naturnotwendig sind. Die «Rache» des Tieres spielt sich nicht metaphysisch ab, sondern in den Körpern seiner Mörder.

Der Mensch hat von Natur aus nicht einmal eine Lizenz zum Rauben. Er unterscheidet sich von allen Raubtieren, ähnelt oder gleicht aber Pflanzenfressern. (...)

Bei den Raubtieren sind Magen und Darm die Akteure der Zerlegung, sie spielt sich nicht in der Mundhöhle ab. Die Verdauung funktioniert während einer halben Stunde. Beim Menschen nimmt sie vier Stunden in Anspruch. Der Darm des Menschen ist zwölfmal so lang wie sein Körper. Die Fäulnisbakterien, gebildet nach der Veraasung des Fleisches, werden nicht schnell wieder ausgeschieden, sondern bleiben zu lange im pflanzenverdauend aufwendig gestreckten Darm.

Der Kot stinkt nach der Einnahme von Fleisch erbarmungswürdig. Pferdeäpfel und Kuhfladen riechen dagegen so harmlos, wie die Wörter zärtlich klingen. Und auch die Menschenscheiße verliert ihren infernalischen Gestank, nachdem die Kost wieder rein pflanzlich ist. Katzen- und Hundekacke riechen nicht so stark wie die unsere nach Fleischverzehr, weil die Tiere über einen auf Fleischzersetzung eingestellten kurzen Verdauungstrakt verfügen.

Der pflanzenfressende Affe hat einen dem menschlichen gleichenden Verdauungsapparat, aber keine bei uns üblichen Verdauungskrankheiten.

Der Mensch kann tierische Fette schlecht verarbeiten. Sein Cholesterinspiegel gerät durch die tägliche Braten-, Butter- und Sahnezufuhr leicht in Unordnung.

Selbst das chemiefreie Stück Fleisch schafft Unruhe in unserem Körper. Gift ist heute überall, in der Luft, im Wasser, in der Erde und dadurch auch in den Pflanzen. Aber diese stiften nicht von Natur aus Verwirrung im Menschen.

Auch das gesunde Wildbret ist auf Kriegsfuß mit meinen Innereien. Die gebratenen, erhitzten Fette lassen mich aufstoßen, bleiben schwer im Magen liegen, erhöhen meinen Cholesterinspiegel. Mein Blinddarm stach, bis er heraus mußte. An der Stelle, die er freiließ, stach es weiter. Meine Sehnen wurden schlapp, bis meine Schultergelenke und meine Knie ausrenkten. Um meinen Rükken zog sich Rheuma, in meine Finger begab sich Gicht, Arthrose beschlich meine Knie, die Bandscheiben begannen mich zu quälen.

Nach dem Hinauswurf des Fremdfleisches aus meinem Körper verschwanden die Boten des Siechtums.

Die sogenannten Pflegebedürftigen, die zwischen Leben und Sterben hängenbleiben, leiden an zwei Defekten: Ihr äußerer und ihr innerer Bewegungsapparat – Muskeln, Sehnen, Knochen und der Darm – gingen kaputt. Fleischsäuren lagern in den Gelenken, Fäulnisbakterien torpedieren den Verdauungstrakt, gehärtete Fette lassen die Zellen erstarren.

Fleisch wirkt, auf die Dauer genommen, wie Sand im Getriebe. (...)

Ich will hellsichtig, offen und feinfühlig sein

«Fall nicht vom Fleisch!» sagen die Menschen zueinander, wenn sie sich zum ordentlichen Essen aufmuntern. Nach meinem Abschied vom Fleisch aller Tiere hatte ich nicht den Eindruck, ich sei gefallen, ich fühlte mich statt dessen erhoben.

Fleisch macht dumpf. Nach der Verweigerung seiner Einnahme bemerkte ich Unterschiede in meinem Befinden. Ich wurde gefühlsgenau, hellsichtig und empfand mich wie aufgeschlossen. Was mit mir und mit anderen Menschen, was zwischen ihnen untereinander und zwischen ihnen und mir so vor sich geht, bemerke ich derart deutlich, daß es anfangs nicht leicht zu ertragen war. Deshalb nicht leicht, weil ich auf die Gefühle hin nicht zu handeln gelernt hatte, sie nicht als Aufforderung zum Tun erleben konnte.

Hellsichtig bin ich nicht im Sinne des Zukunftsvorhersagens, das anderen Menschen ihr Morgen aufstempelt. Ich erschloß mir die Dimension meines eigenen Morgens.

Zunächst schützten nicht «die Tiere» mich, sondern ich selbst erweckte mein Gespür für mir entgegenkommende Gefahren oder für Trübungen meines Wohlbefindens, auf die ich, mit Hilfe der sogenannten unterbewußten «Stimme» vorbereitet, besser reagieren konnte, als wenn ich in die Ereignisse ohne ihr Vorherahnen hineingefallen wäre. Genaufühlen im Jetzt und Vorwegfühlen des Später sind Fähigkeiten zum Schutz des Lebens.

Ich wurde begabt für prophetische Träume, von denen ich früher nur in biblischen Zusammenhängen gehört hatte. In Situationen des Schwankens und der Ungewißheit oder kurz vor einem beabsichtigten Handeln träume ich einen Botschaftentraum, der mir eine klare Richtung weist: «Du wirst auch in München unglücklich sein, glücklich erst in der fremden Stadt!», «Geh nach Australien!», «Halte an deinem Freund fest!», «Zieh nach Köln!», «Reise nicht allein!»...

Ich wache auf, wundere mich und handle. Ich ziehe nicht nach München. Ich bin mein erstes Jahr in Australien, obwohl ich niemanden dort vorher gekannt habe. Ich bleibe trotz Wut und Trauer mit dem Freund, der aus der Beziehung strebte, freundschaftlich verbunden. Ich ziehe nach Köln. Ich mache die Reise mit meinem neuen Freund... Die Botschaften hatten immer recht.

Menschen probieren zur Zeit an allen Enden Befreiung von einer Unzahl von Zwängen, dröseln ihre Seelen auf, richten sich neue Umgangsformen ein, kämpfen gegen die Umweltzerstörung. Viel ist von Gefühlen die Rede, von Gefühlen zwischen Frauen und Männern, zwischen Müttern und Kindern. Am Verhalten wird gebastelt: Mach nicht mehr das, tu dies! Jaja, und zärtlich wollen wir sein. Zärtlich mit dieser Toddurchschleusung mitten durch uns hindurch?

Gefühle zu haben ermöglicht uns nicht nur ein verändertes Verhalten. Gefühle brauchen auch eine Konsistenz des Fühlenden, einen Zustand seines Körpers. Gefühle sind Schwingungen. Mit den diversen Kadavermedaillons im Bauch sind wir Gitarren voll Sand, denen kein Klang mehr zu entlocken ist. (...)

Ich will erotisch, stark und potent bleiben

Es besteht ein Vorurteil, Fleischessen mache den Mann potent. «Vegetarier sind so blutleer», raunen sich die Fleischbeköstiger zu. Auch ich hatte einen Widerwillen gegen Vegetarier: «Die erkennst du zehn Meilen gegen den Wind!» Blaß, unsinnlich, himmelwärts der Blick, Fleisch ist rot, macht glänzende Backen. Blut läßt Blut wallen. Männer meinen, Fleisch in ihrem Körper wirbele ihre Begierde auf.

Ich spürte in meinem Erregungshaushalt jedoch keine Veränderung. Das Verlangen sackte nicht weg. Mir war, als ob es sich eher steigerte. Das mag daran gelegen haben, daß mich die Suche nach alternativen Ernährungsweisen an allerlei Tinkturen, Säfte, Essenzen, Wurzeln und Öle herangeführt hatte, die der Begehrlichkeit förderlich waren. Vielleicht bewirkten es auch nur der Salatkopf und die rohen Möhren. Denn die Tiere, die in den Augen des Mannes den höchsten Gehalt von Brunst beherbergen, der Stier und der Hengst, die mit dramatischen Gliedern schnaubend das Ihre verlangen, fressen Gras und Heu!

Ich hatte lange gezögert, mich vom Fleisch abzusetzen. «Da verliere ich die Muskeln, da schwindet meine Potenz!» befürchtete ich. Ich kannte ja nur dünne Fräulein, weißliche Herren, die mit wogenden Schritten unter lappigen Stoffen verklärten Auges durch die Gegend wallten. Kein Zack, nichts Schwellendes, Braten machen eben doch derbdeftig. Noch das Furzen bildete ich mir zündender ein als die Kornrestentlüftung, die sich spannungslos aus dem pflanzengefüllten Gedärm verflüchtigt.

Alles nur Veränderungsangstzipperleins! Ich war dann in meinem Element des Körperschützens, vergaß die Blut- und Saftideologien. Und es geschah, als ich eine Weile vom Fleisch herunter war, nichts Befürchtetes. Umgekehrt, meine sexuelle Potenz nahm zu. Ich litt während der Fleischzeitnächte etwas unter «zu früh». Ich war meist so gereizt, daß die Schüttungen zu schnell kamen. Jetzt plötzlich machten sich indische Zeiten in meinem Unterleib breit. Ich hatte gelesen, daß die fleischmeidenden Inder Stunden ineinandergesteckt verbringen, daß zum Beispiel Call-Boys sich nur mit Hilfe ihres Bewußtseins in Erregung versetzen und ohne Hand anzulegen ihre Fontäne vor einem Nachtlokalpublikum heraussprühen können. Auch mir ist nun möglich, mein Bewußtsein so mit meiner Männlichkeit zu verbinden, daß ich mühelos in diesem glücklichen Warten schweben kann. Unglück der Männer: der vorschnell abdrückende Türsteher! (...)

Ich mache die umgekehrte Probe. Ich schaue mir das Volk der Fleischfressenden einmal genau an: Ich gehe durch die Stadt. Ich suche Röte, Frische, Körperlichkeit. Ich finde Gräulichkeit, Erschlaffung, Gebrechen. Miesgesichtig, aasbleich, unförmig schlurfen und wanken die faulen(den) Bäuche von Sitzplatz zu Sitzplatz. Ab vierzig hört der Fleischereifrequentierer auf, einen Leib sein eigen zu nennen. Säcke ziehen sich durch den Smog. Vegetarier sind drahtig, federnd, Fleischesser schwerfällig. Schaut auf die Politiker! Die ganzen Genschers und Kohls! Zehn Filetsteaks speichern sich in ihren Hals- und

Kinnpartien. Was wird erst um ihre Lenden lagern?! Kann mir keiner erzählen, daß er noch was zu erzählen hat! So sehen die Sachen bei den Männern aus. Und bei den Frauen? Literweise Bratensoße schwappt ihnen um die Rippen. Die Geschlechter verlappen sich in Fetttaschen. «Der zarte Punkt», «die holde Kraft» (Goethe «Faust») schrumpfen zu Spalte und Knorpel der Empfindungslosigkeit. Fragt einen Ablagerungsgemahl und eine Polsterkissengattin nach ihren Gekochtenschinkennächten! Wurst – das ist ihr letztes Wort! (...)

Ich will nicht Männer töten und Mütter quälen

Seit meinem Abschied vom Fleisch bis zur Arbeit an diesem Buch trank ich Milch und aß ich Käse. Ich saß der Mär vom tierischen Eiweiß auf, das ich nun nicht durch Tiertöten, sondern durch Tierausbeuten in mich aufnahm.

«Lactovegetarier», spotteten die echten. «Dann ist ja alles in Ordnung», sagte die Fleischfraktion und meinte, ob nun tierisches Eiweiß durch Fleisch oder durch Milch aufgenommen würde, sei gleichgültig.

«Quark ist so wahnsinnig gesund!» behauptet jeder Gesundseinwollende. Also aß ich Quark, Quark und nochmals Quark und war ein Verdrängungsspezialist erster Ordnung.

Wer trinkt in der Natur Milch? Babys. Die Milch ist zur Ernährung der kleinsten Exemplare der Säugetiere da. Spätestens nach ein bis zwei Jahren essen sie wie die großen etwas anderes.

Ich hörte davon, daß für manche Menschen Milch unverträglich sei. Mir bekam sie gut. Nur an meinem Hals, in der Gegend der Schilddrüse und der Lymphgefäße tat etwas neuerdings weh. Daß es damit begann, seit ich erhöht Quark, Käse, Milch konsumierte, hatte ich mir nicht vorstellen können.

Wie bekomme ich denn eigentlich die Milch? Die weiblichen Tiere spenden sie für ihre Babys. Nehme ich ihnen die Kleinen weg und lege mich unter die Euter, dann habe ich die Milch. Was mache ich mit den Kleinen? Die weiblichen ziehe ich mit künstlichem Futter (Milchpulver) auf, damit sie eines Tages selbst Milch den Menschen statt den Kälbern geben. Die männlichen töte ich, behalte mir nur ein bis zwei zur Entnahme des Samens zurück.

Tod der männlichen Jugend und Qual für Mutter und Kind – das sind zwei Urprinzipien des Patriarchats, aus denen es seine Existenz errichtete und aufrechterhält. (...)

Wir essen fließbandhaft die männliche Jugend, vergleichbar ihrer massenhaften Tötung in allen Kriegen. Die weiblichen Tiere müssen, ehe auch sie geschlachtet werden, zuerst dienen, können wenigstens etwas leben, wie beschädigt auch immer, haben die Chance – eins zu hundert –, vielleicht auch einmal krank zu werden und eines «natürlichen Todes» zu sterben. (...)

Unseren Kälbern muten wir samt und sonders Hospitalismus zu. Sie werden den Müttern entrissen und mit Flaschen aufgezogen, nur physisch ernährt, aller Liebkosungen entschlagen. Wir trinken die Milch von groß gewordenen Heimkindern. Keine Kuh konnte als Kind bei ihrer Mutter aufwachsen. Die Plastikmilch wird immer dünner, lebloser, ist nur noch ein organischer Rest, ein von aller Lebensenergie abgespaltenes Funktionsatom.

Als ich Milch und Käse absetzte, ging ein Raunen durch meinen Körper: Ich fördere nicht mehr den Männermord, ich ernähre mich nicht mehr aus Mutter-Kind-Elend.

Ich stand in einem Laden und erzählte dort aufgeregt von meiner neuesten Entwicklung, verabschiedete mich auch von der Ökobauervorzugsmilch. Da sagte eine Frau: «Milch soll ja auch gar nicht gut für die Schilddrüse sein!» Ich horchte auf. Sollte das der Lohn sein?! Ja, richtig, der Hals! Dieser merkwürdige Druck, wenn ich den Kopf drehe, ist weg!

PLUTARCH *Philosoph und Historiker*

Du fragst mich, was Pythagoras bewog, kein Fleisch zu essen. Ich aber frage dich, was für einen Mut der Mensch gehabt haben muß, der zuerst ein blutiges Stück Fleisch in den Mund steckte und mit seinen Zähnen die Knochen eines toten Tieres zermalmte, der tote Körper, Leichname auftragen und Glieder von Tieren in seinen Magen hinabgleiten ließ, die noch im Augenblick vorher blökten, brüllten, liefen und sehen konnten. Wie konnte seine Hand einem empfindenden Wesen ein Messer ins Herz stoßen, und wie konnten seine Augen einen Mord ertragen? Wie konnte er zusehen, wie man ein armes, wehrloses Wesen schlachtete, enthäutete und zerstückelte? Wie konnte er den Anblick des noch zuckenden Fleisches ertragen? Mußte ihm bei dem Geruch nicht übel werden? Ekelte es ihn nicht, und fühlte er sich nicht zurückgestoßen und von Grauen erfaßt, wenn er in den Wunden gerührt hatte und das anklebende schwarze, geronnene Blut von den Händen abtrocknen mußte?

Noch wand sich auf der Erde die abgezogene Haut;
Das Fleisch entsandte röstend noch schmerzlichen Klagelaut.
Es bot es der Mensch dem Munde mit Graun und Schaudern dar;
Des Opfers Stöhnen klang ihm noch lange im Ohr fürwahr.

Das war es, was der Mensch denken und empfinden mußte, als er es zum ersten Mal über sich brachte, ein so schreckliches Mahl zu halten, als ihn zum erstenmal nach einem lebendigen Geschöpf hungerte, als er sich von einem Tier nähren wollte, das noch weidete, und überlegte, wie er das Schaf, das ihm die Hand leckte, erwürgen, zerlegen und kochen könne. Staunen muß man über diejenigen, die diese grausamen Mahlzeiten anfingen, nicht über diejenigen, die sich ihrer enthielten. Doch könnten die ersteren immerhin ihre Barberei mit Entschuldigungen rechtfertigen, die wir nicht vorbringen können; und so sind wir noch hundertmal größere Barbaren als sie.

Sterbliche Lieblinge der Götter, würden jene ersten Menschen uns sagen, vergleicht die Zeiten. Bedenkt, wie glücklich ihr seid, und wie elend wir daran waren! Auf der neugeschaffenen Erde und in der mit Dünsten noch erfüllten Luft herrschte noch nicht die Ordnung der Jahreszeiten; die noch ungeregelten Flußläufe traten überall aus den Ufern. Teiche, Seen und tiefe Sümpfe bedeckten drei Viertel der Erdoberfläche, und das letzte Viertel war bedeckt mit Wäldern und unfruchtbaren Forsten. Die Erde brachte keine guten Früchte hervor, wir hatten keine Geräte, sie zu bearbeiten, und verstanden nicht die Kunst, uns ihrer zu bedienen; die Zeit der Ernte kam nicht für uns, die wir nicht gesät hatten. So verließ uns der Hunger niemals. Im Winter waren Moos und Baumfrüchte unsere gewöhnliche Nahrung. Einige frische Wurzeln von Quecken und Heidekraut waren Leckerbissen für uns; und hatten die Menschen Bucheckern, Nüsse und Eicheln gefunden, so tanzten sie voll Freude um eine Eiche oder Buche, sangen ländlich einfache Lieder und nannten die Erde ihre Ernährerin und Mutter. Das war ihr einziges Fest und ihr einziges Spiel, der Rest des Lebens waren Schmerz, Mühsal und Elend.

Als die entblößte und nackte Erde uns endlich nichts mehr bot, waren wir gezwungen, uns an der Natur zu vergreifen, um uns zu erhalten, und wir aßen lieber die Mitgenossen unseres Elends, als mit ihnen umzukommen. Aber euch, ihr Grausamen, wer zwingt euch denn, Blut zu vergießen? Seht den Überfluß an Gütern, der euch umgibt! Wieviel Früchte bringt euch die Erde hervor? Welche Reichtümer bringen euch Felder und Weinberge! Wie viele Tiere bieten euch Milch zur Nahrung und Wolle, euch zu kleiden! Was verlangt ihr mehr, und welche Wut treibt euch dazu, so viel zu morden, gesättigt von diesem

Überfluß an Gütern und Lebensmitteln? Warum lügt ihr gegen eure Mutter und klagt sie an, sie könne euch nicht ernähren? Warum sündigt ihr gegen Ceres, die Stifterin heiliger Gesetze, und gegen Bacchus, den Tröster der Menschen? Als ob ihre überreichen Gaben nicht genügten, das Menschengeschlecht zu erhalten? Wie habt ihr das Herz, neben ihre süßen Gaben, Gebeine von Tieren auf euren Tisch zu bringen und außer der Milch noch das Blut der Tiere zu genießen, die sie euch liefern? Panther und Löwen nennt ihr wilde Tiere; sie folgen notgedrungen ihrem Instinkt und töten andere Tiere, von denen sie leben. Ihr dagegen, hundertmal wilder als sie, bekämpft ohne Not den Instinkt, um euch euren grausamen Lüsten zu überlassen. Ihr verzehrt nun nicht die fleischfressenden Tiere, aber ihr ahmt sie nach. Euch hungert nur nach den unschuldigen und zahmen, die niemand ein Leid antun, die an euch hangen, die euch dienen und die ihr zum Dank für ihre Dienste verzehrt.

Du bist ein unnatürlicher Mörder, wenn du noch immer daran festhältst, deinesgleichen, Wesen von Fleisch und Bein, empfindend und lebend wie du, zu verzehren. Ersticke das Grausen vor diesen schrecklichen Mahlzeiten. Töte die Tiere selbst mit deinen eigenen Händen ohne Schlinge und Messer, zerreiße sie mit deinen Nägeln, wie die Löwen und die Bären es tun! Fasse diesen Stier mit deinen Zähnen und reiße ihn in Stücke, schlage deine Krallen in seine Haut! Friß dieses Lamm lebendig, verschlinge sein noch dampfendes, warmes Fleisch, trinke seine Seele mit seinem Blut! Du schauderst, du wagst nicht, zuckendes, lebendiges Fleisch unter deinen Zähnen zu fühlen? Bedauernswerter! Erst tötest du das Tier, dann verzehrst du es, gleich als ob du es zweimal sterben lassen wolltest. Doch damit nicht genug. Das tote Fleisch widerstrebt dir noch. Deine Eingeweide können es nicht vertragen, du mußt es erst durch Feuer umwandeln, kochen, braten, durch Gewürze seinen eigentlichen Geschmack verhüllen. Du brauchst Spicker, Köche, Bratenwender, Leute, die dem Getöteten das Grauenhafte nehmen, die die toten Körper so zubereiten, daß der Geschmack das, was ihm fremd ist, nicht zurückweist, sondern, getäuscht durch die Zutaten, mit Vergnügen Leichname schmaust, deren Anblick das Auge kaum ertragen könnte.

ALEXANDER POPE *Dichter*

Ich kenne nichts, was abschreckender und abscheulicher wäre als der Anblick ihrer blutgetränkten Küchen, wo das Geschrei der zu Tode gemarterten Tiere erschallt. Man wird dabei an die Höhle jenes Riesen im Märchen erinnert, bestreut mit den Schädeln und Gliedmaßen der Opfer, welche das grausame Ungetüm erschlug. Der vortreffliche Plutarch (der in seinen Schriften mehr Züge von Gutmütigkeit offenbart, als ich irgendwo anders gefunden habe) führt bei dieser Gelegenheit einen Ausspruch von Cato an: es ist nicht leicht, dem Bauche zu predigen, der keine Ohren hat.

Es möge jemand, der sich bemüht, vernünftig und gesund zu leben, uns beweisen, daß dazu das Fleischessen dienlicher sei als der Genuß von Früchten und Gemüsen, oder daß die Zubereitung billiger sei als die Kost von unbeseelten Wesen, wozu es keines Fleischers bedarf, oder daß diese Diät größeren Genuß gewähre als die blutlose Diät oder daß jene Speisen sich leichter verdauen lassen als die Pflanzenkost oder daß sie die Begierden und Leidenschaften weniger erregen als der Genuß von Früchten! Da das aber kein Arzt, kein Philosoph, kein Lehrer der Athleten und auch kein Laie zu behaupten wagt, weshalb lassen wir dann nicht ab von dieser schlimmen Belastung unseres Körpers? Denn wer sich ohne dies begnügt, der befreit sich von hunderterlei Beschwerden: von überflüssigem Reichtum, von zahlreicher Dienerschaft, von einer Menge Hausrat, von körperlicher Trägheit, von einem Heer von Krankheiten, von unentbehrlichen Ärzten, von anreizender Geschlechtslust, von übeldünstender Fettleibigkeit, von lästigen Ausleerungen, von beschwerlicher Beleibtheit, von den Anreizungen zu Gewalttätigkeiten. Von dem allen befreit uns eine mäßige, frugale, leicht zugängliche Diät, die dem Geiste Ruhe gewährt und uns zu unserem Heile leitet. Denn – wie Diogenes sagt – die Früchteesser werden keine Räuber und Feinde der Menschen, aber die Fleischesser werden Ränkeschmiede und Tyrannen. (...)

Die Pflanzen zu genießen, Feuer und Wasser zu gebrauchen, zu unserem Nutzen und zu unserer Erhaltung die Wolle und die Milch der Herden zu verwenden, die Rinder zu zähmen und anzuschirren – dies hat die Gottheit gestattet; aber Tieren die Kehle abzuschneiden, sich mit ihrem Mord zu besudeln und sie zu kochen, nicht etwa aus Not und um unser Leben zu erhalten, sondern aus Wollust und Genußsucht: das ist über alle Maßen schlecht und abscheulich.

Es ist schon genug, daß wir sie für uns arbeiten lassen, da sie keine Mühsal nötig hätten. Wollte man meinen, die Tiere wären geschaffen, uns zur Speise zu dienen, so müßten wir eher zugeben, daß wir selber um der reißenden Tiere willen geschaffen wären, etwa um der Krokodile, der Haifische oder Schlangen willen, denn diese Tiere nützen uns gar nichts, sondern wer in ihre Gewalt gerät, den verzehren sie. Damit tun sie nichts Schlimmeres als wir, nur mit dem Unterschied: sie tun es aus Not und Hunger, wir aber tun es aus Übermut und Schwelgerei, und die meisten Tiere töten wir zum Spiele in Theatern und auf der Jagd. Eben dadurch sind wir so mörderisch, so wild und mitleidslos geworden, und diejenigen, die es zuerst wagten, haben die Humanität am meisten stumpf gemacht. Die Pythagoreer aber erhoben die Sanftmut gegen die Tiere zu einem Hauptmerkmal der Menschenliebe und der Barmherzigkeit.

PRINCE *Sänger*

Ich liebe Tiere und würde sie niemals essen. Außerdem hilft mir meine fleischlose Ernährung, mein Gewicht von 58 Kilogramm zu halten. Ich fühle mich ohne Fleisch fit.

PYTHAGORAS *Philosoph*

Nur lebendige, frische Nahrung kann es dem Menschen ermöglichen, die Wahrheit zu erkennen.

FRED RAI *Sänger; Präsident der Bundesvereinigung für gewaltfreies Reiten e. V.*

Eigentlich war der Tag X ein Zusammentreffen von Ereignissen. Ob dies Zufall war oder Bestimmung – ich wage es nicht zu beurteilen. Tatsache aber ist, daß der Verzicht auf Verzehr von toten oder getöteten Tieren seitdem für mich niemals ein Opfer bedeutete; daß ich seit damals allen Tieren mit gutem Gewissen begegnen kann; daß ich mich trotz meiner 52 Jahre gesundheitlich bestens fühle und vor Energie strotze; daß ich schmunzelnd zur Kenntnis nehme, wenn Bekannte von meinem Vegetarismus hören, alle den eigenen geringen Fleischgenuß betonen; daß ich auf der Straße breitgefahrene Tiere mit vollem Recht eklig finden darf und daß alle Tiere, die ich nicht esse, auch nicht grausam, mit Todesangst verbunden, umgebracht werden müssen – und dies ist für mich der springende Punkt.

Wenn man wie ich als Sänger immer mit seinem Pferd, oft zwischen 1000 Menschen, in Sälen auftritt, dies ohne Gefahr für Tier und Mensch und mit dem Wohlbefinden des Pferdes, ist dies nur möglich, wenn man sich mit der Psyche und Verhaltensweise dieser Tiere befaßt. Dies tue ich nun über 20 Jahre. Die ideale Voraussetzung bietet dazu unter anderem meine 84 km^2 große Ranch in Arizona. Dort leben meine vielen Pferde in einer Herde im freien Gelände, in die ich aufgenommen und integriert wurde und so die natürlichen Verhaltensweisen und Reaktionen der Pferde erforschen konnte. Ich erkannte, das Pferd ist wohl fast das älteste, aber dennoch am wenigsten verstandene Haustier des Menschen.

Leider als erster mußte ich feststellen, wie ich auch in meinem Buch «Ohne Peitsche ohne Sporen» berichtete, daß das Pferd eines der wenigen Tiere auf der Erde ist, das keinen Schmerzlaut kennt. Es kann nicht schreien, wenn es geschlagen wird. Das Wiehern ist, ähnlich wie beim Hunde das Bellen, nur ein Laut im Stute-Hengst- und Herdenverhalten. Schmerzen jedoch muß es stumm erleiden. Ich stellte fest, daß es als ängstliches Fluchttier nur dann gefährlich ist, wenn es Angst hat. Darüber hinaus hat man nicht nur dem Pferd Gefühle wie Liebe, Eifersucht, Trauer und Glück unterschlagen. Ich konnte Gefühle in einem derartigen Übermaß von Ehrlichkeit feststellen, daß ich Tieren mit Respekt und Achtung begegnen muß. Sie sind grundsätzlich ehrlich, weil sie sich nur so verhalten können, wie es ihre Triebe und Veranlagungen zulassen. Nur der Mensch mit seinem logischen Denkvermögen kann hinterhältig und falsch sein, was leider zu einer üblen und üblichen Verhaltensweise bei so vielen geworden ist. Nur der Mensch hat das Bewußtsein des Lebens, wie der alte griechische Philosoph Epikur schon erkannte, und dies ist der entscheidendste Unterschied zwischen Mensch und Tier. Ein Recht auf Leben aber haben beide. Dies gilt auch für das Recht, anständig, würdig und ohne Qual sterben zu dürfen.

In dieser Zeit wurde ich mit einem für mich entscheidenden Dokumentarfilm konfrontiert. Ein Filmteam des bayerischen Fernsehens verfolgte einen Schlachtpferdetransport von München aus bis in den Süden Italiens. 16 Pferde waren eng in einen LKW mit Hänger gepfercht. Ein unmenschlicher, 3 Tage dauernder Transport begann. Lange Wartezeiten in sengender Sonne an den Grenzen, 3 Tage kein Wasser und kein Futter. Das grausame Ergebnis: 3 tote Pferde am Ankunftsort, 2 gebrochene Beine, viele Verletzungen, die die Rangordnungskämpfe auf engstem Raum forderten. Das Brutalste aber war, daß die Pferde, welche diesen mörderischen Transport überlebt hatten, im Schlachthof, wie dort üblich, mit dem Hammer totgeschlagen wurden. Ein vor Todesangst tobendes Pferd bedurfte 20 Schläge auf den mittlerweile völlig deformierten und blutenden Kopf, bis es endlich tot sein «durfte». Ich schäme mich meiner Tränen nicht, die ich über die Pferde vergoß, die ihren «Herren» und Besitzern als Renn-, Sport- oder Arbeitspferde treu gedient haben und ihnen oft viele tausend Mark verdient hatten.

Meine Recherchen auf deutschen Schlachthöfen daraufhin ergaben leider kein viel besseres Bild. Kühe wurden mit verbundenen Augen mit dem Knüppel vom Viehwagen zur Schlachtbank getrieben, Schlächter rühmten sich zwischendurch, lebende Schweine in die heißen Brühkessel fallen zu lassen, um sich das Umwenden der Tiere zu ersparen – Todesangst, wohin ich auch schaute. Die angstvollen und hilflosen Blicke der sonst so gutmütigen, großen und liebenswerten Kuhaugen ließen mich schuldig fühlen, wenn sie plötzlich nach dem Knall des Todesschusses erloschen. Woher nimmt sich der Mensch das Recht über Leben und Tod?

Zu dieser Zeit entdeckte ich in einer namhaften Illustrierten einen Bericht über den Fleischgenuß des Menschen. Alle Tiere, die ein durchschnittlicher Fleischesser in seinem Leben vertilgt, waren auf einem Bauernhof zusammengetrieben worden. Es war eine erschreckend große Herde auf dem Foto zu sehen. Ich war konfrontiert mit ca. 600 Hähnchen, 60 Schweinen, 15 Kühen, Fischen in großer Anzahl, Schafen usw. All diese Tiere sollten wegen mir getötet und einer furchtbaren Todesangst ausgesetzt werden?

Jeder unnatürliche Tod bei Tier und Mensch löst Todesangst aus, wogegen sich der Körper und der Geist bei einem natürlichen Tode in fast allen Fällen auf das Sterben einstellt. Diese Schuld konnte und wollte ich nicht mehr auf mich laden. Dazu kommt, daß Tiere, die nicht von mir gegessen werden, auch nicht unter den üblichen unwürdigen und nicht artgerechten Massentierhaltungen gezüchtet werden müssen, wo sie in keinem Fall ihre angeborenen Triebe ausleben können.

Entscheidend jedoch war ein Erlebnis in meinem Freizeitpark «Western-City» in Dasing bei Augsburg. Um den Kindern eine Freude zu bereiten, bereicherten wir unseren Streichelzoo mit dem «Seitensprung» eines ganz normalen Hausschweins mit einem in Freiheit lebenden Keiler. Die Liebe dieses Wildschweines schien damals größer gewesen zu sein als die Furcht vor dem menschlichen Anwesen. Miß Piggy, mit den Farben beider Vorfahren versehen, wuchs heran, zahm und folgsam wie ein Hund. Erwachsen geworden, fehlte ihr doch die Gemeinsamkeit eines Artgenossen. Freudig nahm sie das Geschenk eines befreundeten Landwirtes an: ein kleines blondes, für die Mast nicht geeignetes Spitz-Eber-Ferkel. Heino, wie wir ihn tauften, wuchs schnell zu einem rührenden Liebhaber heran, und die Folgen waren 8 kräftige und gesunde Mischlingsschweine. Freilaufend im Gehege, nicht eingesperrt, zeigte sich ein herzliches und vorbildliches Familienleben. Zwischen Mutter und Vater schlief nachts eng nebeneinandergereiht der zufrieden grunzende gefleckte Familiennachwuchs. Doch die heranwachsende Schweinerei sprengte langsam die Möglichkeiten unseres Streichelzoos. Wir beschlossen, Heino zu verkaufen. Widerspenstig ließ er sich in den Viehanhänger des Viehhändlers treiben. Als er jedoch das sehnsüchtige und aufgeregte Grunzen seiner Familie hörte, zwängte er sich mit einem gewaltigen Satz über die geschlossene Anhängertür ins Freie. Die ein Meter hohe

Umzäunung des Schweinegeheges war ebenfalls kein Hindernis. Angstvoll drängte er sich hinter seine Familie, die sich schützend vor ihn stellte. Dem erfahrenen Viehhändler gelang es jedoch, Heino erneut in das Fahrzeug zu bringen. Das verzweifelte Toben des aus der Familie herausgerissenen Ebers half nichts. Mit nun restlos verschlossener Verladeklappe setzte sich das Gespann in Bewegung. Die fast menschlichen, herzzerreißenden Schreie der hilflos umherrennenden Miß Piggy und die lamentierenden Ferkel werde ich nie mehr vergessen. Heino hörten wir noch weinen – laßt mich dieses sehnsuchtsvolle, fast schmerzhafte Schreien so nennen –, bis das Fahrzeug unseren Blicken entschwunden war.

Ich stehe dazu, damals noch Fleischesser: dieses Auseinanderreißen der so harmonischen und funktionierenden Schweinefamilie ist eines der ganz wenigen Dinge in meinem Leben, für die ich mich vor mir selber schäme und die mich belasten. Mir wurde plötzlich klar, welches ausgeprägte Gefühlsleben nicht nur die so intelligenten Schweine haben, sondern alle Tiere. Der Blutzoll, den Heino mit seinem Leben bezahlte, machte mich endgültig zum Vegetarier. Dieser Blutzoll ließ mich Tiere mit anderen Augen sehen, ließ mich Achtung haben vor der Kreatur, ließ mich zum Streiter werden für die leider so unverstandenen Brüder und Schwestern. Denn ob es jemandem paßt oder nicht, wir haben dieselben Vorfahren.

Als Präsident der Bundesvereinigung für gewaltfreies Reiten in Deutschland oder als Dozent in der Akademie des Deutschen Tierschutzbundes für Verhaltensweise und Psyche der Pferde opfere ich nicht nur meine Freizeit, um für Lebewesen zu kämpfen, die in ihrer angeborenen Ehrlichkeit die Achtung des Menschen verdienen. Die nicht unter Todesangst umgebracht und verspeist werden können. Vielleicht kann mir deshalb Heino verzeihen.

Übrigens, Miß Piggy ist mittlerweile 14 Jahre, und niemand kann mir sagen, da Schweine leider immer geschlachtet werden, wie viele glückliche Jahre sie noch in Gemeinschaft ihres Lieblingssohnes bei mir verbringen kann.

ROMAIN ROLLAND *Schriftsteller*

Die Grausamkeit gegen Tiere und auch die Teilnahmslosigkeit gegenüber ihren Leiden ist nach meiner Ansicht eine der schwersten Sünden des Menschengeschlechts. Sie ist die Grundlage der menschlichen Verderbtheit. Ich habe niemals an diese Millionen von still und geduldig ertragenen Leiden denken können, ohne von ihnen bedrückt zu werden. Wenn der Mensch so viel Leiden schafft, welches Recht hat er dann, sich zu beklagen, wenn er selbst leidet?

JEAN-JACQUES ROUSSEAU *Schriftsteller*

Ein Beweis, daß der Geschmack für Fleischkost dem Menschen nicht natürlich ist, liegt auch darin, daß die Kinder eine Abneigung gegen solche Speisen haben und den pflanzlichen Nahrungsmitteln den Vorzug geben... Es ist höchst wichtig, diesen ursprünglichen und natürlichen Geschmack nicht zu verderben, und die Kinder nicht zu Fleischessern zu machen.

CHRISTIANE RÜCKER *Schauspielerin und Autorin*

Früher dachte ich manchmal kurz: ‹Vegetarier haben eigentlich recht›, während ich das Hühnchen fürs Mittagessen auf den Grill spießte oder den Braten in den Ofen schob.

Und auch den Ausspruch Tolstois: «Solange es Schlachthöfe gibt, wird es Schlachtfelder geben» kennt heute doch sicherlich inzwischen schon jeder.

Völlig wachgerüttelt aber haben mich die Aussagen der *vedischen Schriften*.

Die «sastra» («Heilige Schrift») sagt nämlich nicht nur, daß jemand, der höher entwickelte Lebewesen (wie etwa Tiere) vertilgt, nicht als menschliches Wesen anzusehen ist, sondern als ‹Tier auf 2 Beinen›. Sie führt darüber hinaus auch auf, was für karmische Reaktionen dies nach sich zieht. So hat z. B. jeder, der sich mit dem Schlachten, Verkaufen, Zubereiten und Verzehren einer Kuh schuldig macht, damit zu rechnen, so oft wieder einen materiellen Körper annehmen (also geboren werden und sterben) zu müssen, wie dieses Tier Haare auf dem Körper hatte.

Ganz zu schweigen von den bewußtseinsverändernden Folgen, die Fleischessen – dieser Akt der Gewalt – nach sich zieht.

Die Angst dieser armen gequälten Lebewesen kurz vor dem Tod (auch wenn dieser noch so «human» erfolgt), die feinstofflich in dem zu ‹genießenden› Fleisch erhalten bleibt und in Form von Toxinen aufgenommen werden muß. Was die verschiedensten Auswirkungen zeitigt. Nicht nur gesundheitlich.

Aggression entwickelt sich. Die Barmherzigkeit geht verloren. Verrohung ist unausbleiblich...

Jeder gottgläubige Mensch, vor allem wenn er das Naturgesetz der Reinkarnation oder ‹Seelenwanderung› akzeptiert, wird schon aus sich selbst heraus eine Achtung vor dem Leben entwickeln und sich nicht mit Blut und Tod beflecken, nur um seine Zunge zu befriedigen.

Denn lebensnotwendig ist dieses Töten doch längst nicht mehr.

BARBARA RÜTTING *Autorin*
Plädoyer für eine vegetarische Lebensweise:

Als ich 1969 in das kleine Bauernhaus im Salzburgischen zog, brachte mir der Jäger einen Fasan als Geschenk. Einige Stunden zuvor hatte ich den prächtigen bunten Vogel noch majestätisch durch die Wiesen stolzieren sehen.

Ein junger, gesunder Fasan ist offenbar recht zäh. Er mußte einige Tage im Keller «abhängen», um genießbar zu werden. Da hing er nun, so wundervoll gefiedert – aber tot. Irgendwann konnte ich es nicht länger aufschieben, ich mußte ihn rupfen und braten. In einer köstlichen Sauce, mit Weintrauben garniert, stand er schließlich bei Kerzenlicht auf dem schön gedeckten Tisch. Wir leerten ein Glas edlen Weins auf den festlichen Anlaß – dann stocherten wir in unseren Tellern herum, solange, bis jeder gestand: Ich kann es nicht. Ich kann ihn nicht essen.

An diesem Abend hat unser Hund den ersten und einzigen Fasan seines Lebens verspeist. Und wir nur Klöße und Weinkraut... Das nächste kulinarische Desaster bescherte mir ein Kaninchen, ebenfalls ein Willkommensgeschenk. Ich mußte ihm zuerst das Fell über die Ohren ziehen und dann auch noch die sieben Häute ablösen, mit denen die Natur das Tier ausgestattet hat. Einem Embryo ähnlich, sich zunehmend bläulicher verfärbend, lag es in der von der Nachbarsbäuerin empfohlenen Rotweinmarinade. Nur unter Tränen und mit Hilfe einer halben Flasche Whisky vermochte ich die Kaninchenleiche durch viel Rosmarin und Crème fraîche in einen Zustand zu bringen, der Feinschmeckern das Wasser im Munde hätte zusammenlaufen lassen. Verspeist hat's – wiederum – der begeisterte Hund.

Zum Rehbraten kam es dann gar nicht mehr. Die entzückenden Bambis mit ihren Lackschnäuzchen, die unter meinen Apfelbäumen zutraulich die herabgefallenen Früchte schmausten, mit Preiselbeeren angerichtet? Unmöglich! Und gar der Franzi, des alten Gustls Lämmchen, in grünen Bohnen? Unvorstellbar!

Die Entwicklung nahm ihren Lauf, meine Sensibilisierung, nicht nur in bezug auf das Essen von Tieren, ließ sich nicht aufhalten.

Von Tolstoi wird berichtet, er habe eine verwöhnte Prinzessin, die maulte, daß es in seinem Hause «nichts Gescheites» (sprich Fleisch) zu essen gebe, in die Küche geführt, in der ein angebundenes Kälbchen stand, und der verdutzten Dame ein Messer in die Hand gedrückt mit der Aufforderung, sich zu bedienen.

Wenn jede/r die Tiere, die sie/er zu verzehren beabsichtigt, selbst schlachten müßte – wer würde dann noch Fleisch essen? Die Kinder bestimmt nicht. Und die Kinder sind die Erwachsenen von morgen. Gerade ihnen wird aber nach wie vor anerzogen, Fleisch sei «ein Stück Lebenskraft».

Vom Vegetarier und Pazifisten Tolstoi stammt auch der Satz «Solange es Schlachthöfe gibt, wird es Schlachtfelder geben». Nun glaube ich nicht, daß Vegetarier grundsätzlich schon bessere, friedfertigere Bürger sind als andere; dennoch scheint mir, daß Menschen, die sich Gedanken machen, wieviel an Leben sie das Recht haben, sich zu nehmen – auch der Salatkopf ist schließlich ein Lebewesen –, ebenso mit anderen Fragen des Lebens bewußter und behutsamer umgehen. Was mich betrifft, so habe ich mich immerhin in meiner Phase als Karnivore ohne größere Gewissensbisse an Herz am Spieß, Gänseleberpastete und Schildkrötensuppe delektiert, leider auch Pelzmäntel getragen und mir auch sonst, von meinem heutigen Standpunkt aus ziemlich rücksichtslos, an anderem Leben genommen, worauf ich Lust hatte. Ob fein gehackt im Laden oder im Restaurant gaumenschmeichlerisch zubereitet, heute kann ein Fleischgericht noch so verführerisch gewürzt duften – ich rieche das Blut und die Verwesung und höre die Todesschreie der gemarterten Tiere. Und rien ne va plus.

Es waren also weniger ernährungsphysiologische als vielmehr emotionale, ästhetische, ethische Aspekte, die mich zur Vegetarierin machten. Ich weiß nicht, ob Jesus tatsächlich Vegetarier war, wie oft behauptet. Manches spricht dafür, daß er das Töten von Tieren ablehnte («Ich bin das Lamm»). Laut Skriver, abtrünniger Pastor und Autor des Buches «Verrat der Kirchen an den Tieren», waren sowohl Jesus wie auch die Christen bis zum 3. Jahrhundert nach ihm Vegetarier – und glaubten an die Reinkarnation. Eugen Drewermann, ebenfalls Vegetarier, ist heute einer der wenigen Theologen, die auf das Gebot des Vegetarismus für Christen hinweisen und entsprechende Bibelsprüche zitieren wie: «Du sollst nicht töten... Selig, die keine Gewalt anwenden, denn sie werden das Land erben... Wer einen Ochsen schlachtet, ist eben als der einen Mann erschlüge...»

Eine Welt, in der niemand mehr tötet, in der der Wolf beim Lamm lagert, der Panther beim Böcklein, Kalb und Löwenjunges gemeinsam weiden und ein kleiner Junge sie hüten kann – diese Prophezeiung des Jesaja wird wohl für unser Erdenleben ein unerfüllbarer Wunschtraum bleiben. Dennoch, Erich Fried hat gesagt: Wer will, daß die Welt so bleibt, wie sie ist, der will nicht, daß sie bleibt. Und von Franz Alt stammt der Satz: Wer soll denn die Welt verändern, wenn nicht du und ich.

Ich muß mich ändern, dann ändert sich die Welt! Wir Menschen sind die Zellen des Organismus Erde, der so gesund oder krank ist, wie seine einzelnen Zellen. Jede Zelle trägt die Verantwortung für das Ganze – und der Mensch hat durchaus nicht mehr Rechte als die Tiere, er hat mehr Pflichten.

Der Einstieg in eine Veränderung überhaupt geschieht am einfachsten über eine Änderung der Eßgewohnheiten. Ich bin überzeugt, daß die vieldiskutierte Rettung unseres Planeten nur möglich ist über eine – ich formuliere es bewußt vorsichtig – *Annäherung* an eine vegetarische Lebensweise. Eine drastische Reduzierung nicht nur des Fleischverzehrs, sondern des Verzehrs von tierischem Eiweiß insgesamt würde die Gesundheit der Bevölkerung verbessern (viele unserer Krankheiten sind Eiweißspeicherkrankheiten), ferner die grauenhafte Massentierhaltung zumindest verringern und schließlich zur Linderung des Hungers in der sogenannten dritten Welt beitragen, aus deren Ländern wir Futter für unser Vieh beziehen. Sieben Kilo pflanzliches Eiweiß gehen durchschnittlich drauf für ein Kilo tierisches Eiweiß – das Vieh der Reichen frißt das Brot der Armen. Eine ungeheure, gewissenlose Verschwendung, die nicht länger zu verantworten ist.

Harvey Diamond, Autor des Bestsellers «Fit fürs Leben», schlägt einen Tag ohne tierisches Eiweiß weltweit vor. Ich zitiere: «Wenn wir einen Tag pro Woche ohne Fleisch, Wurst, Milch und Eier auskommen, würden wir so viel Getreide einsparen, daß wir damit all die 60 Millionen Menschen ernähren könnten, die jedes Jahr den Hungertod sterben.»

Ich plädiere deshalb für eine behutsame, liebevolle Annäherung an eine vollwertige, vegetarische Ernährung, ohne Verurteilung derjenigen, die «noch Fleisch essen». Das habe ich selbst schließlich auch einmal getan.

ALBERT SCHWEITZER *Arzt, evangelischer Theologe, Kulturphilosoph und Musiker*

Meine Ansicht ist, daß wir, die wir für die Schonung der Tiere eintreten, ganz dem Fleischgenuß entsagen und auch gegen ihn reden. So mache ich es selber.

Wahrhaft ethisch ist der Mensch nur, wenn er der Nötigung gehorcht, allem Leben, dem er beistehen kann, zu helfen, und sich scheut, irgend etwas Lebendigem Schaden zu tun. Er fragt nicht, inwiefern dieses oder jenes Leben als wertvoll Anteilnahme verdient, und auch nicht, ob und inwieweit es noch empfindungsfähig ist. Das Leben als solches ist ihm heilig. Er reißt kein Blatt vom Baume ab, bricht keine Blume und hat acht, daß er kein Insekt zertritt. Wenn er im Sommer nachts bei der Lampe arbeitet, hält er lieber das Fenster geschlossen und atmet dumpfe Luft, als daß er Insekt um Insekt mit versengten Flügeln auf seinen Tisch fallen sieht.

Geht er nach dem Regen auf der Straße und erblickt einen Regenwurm, der sich darauf verirrt hat, so bedenkt er, daß er in der Sonne vertrocknen muß, wenn er nicht rechtzeitig auf Erde kommt, in der er sich verkriechen kann, und befördert ihn von dem todbringenden Steinigen hinunter ins Gras. Kommt er an einem Insekt vorbei, das in einen Tümpel gefallen ist, so nimmt er sich die Zeit, ihm ein Blatt oder einen Halm zur Rettung hinzuhalten.

Er fürchtet sich nicht, als sentimental belächelt zu werden. Es ist das Schicksal jeder Wahrheit, vor ihrer Anerkennung ein Gegenstand des Lächelns zu sein. Einst galt es als eine Torheit anzunehmen, daß die farbigen Menschen wahrhaft Menschen seien und menschlich behandelt werden müßten. Die Torheit ist zur Wahrheit geworden. Heute gilt es als übertrieben, die stete Rücksichtnahme auf alles Lebendige bis zu seinen niedersten Erscheinungen herab als Forderung einer vernunftgemäßen Ethik auszugeben. Es kommt aber die Zeit, wo man staunen wird, daß die Menschheit so lange brauchte, um gedankenlose Schädigung von Leben als mit Ethik unvereinbar einzusehen. Ethik ist ins Grenzenlose erweiterte Verantwortung gegen alles, was lebt.

Nur das Denken, das die Gesinnung der Ehrfurcht vor dem Leben zur Macht bringt, ist fähig, den ewigen Frieden heraufzuführen.

SENECA *Schriftsteller und Dichter*

Ich scheue mich auch nicht, dir zu gestehen, wie sehr ich den Pythagoras geliebt habe. Mein Lehrer Sotius legte mir dar, aus welchem Grunde Pythagoras sich des Fleisches enthalten hatte und aus welchem Grunde dies später Sextius tat. Die Gründe der beiden waren verschieden, in beiden Fällen aber waren sie Ausdruck hoher Gesinnung. Sextius glaubte, dem Menschen stände genügend unblutige Nahrung zur Verfügung, und die Grausamkeit könne zur Gewohnheit werden, wenn man Lebewesen zum Vergnügen zerfleischen lasse. Er fügte hinzu, die Objekte des Luxus müßten eingeschränkt werden. Nach seiner Auffassung sei eine gemischte Kost auch gesundheitsschädlich und unserem Körper nicht angemessen. Pythagoras dagegen lehrte, daß alle Wesen miteinander verwandt seien und daß es eine Seelenwanderung gäbe.

Pythagoras flößte den Menschen die Furcht ein, Verbrechen und Verwandtenmord zu begehen, da sie ohne ihr Wissen auf die Seele eines Vaters stoßen und durch Messer oder Biß einen Körper verletzen könnten, worin irgendein verwandter Geist hausen möchte. Nachdem Sotius dies erklärt und mit einigen Gründen unterstützt hatte, fügte er hinzu: Glaubst du nicht, daß in diesen zahmen oder wilden Tieren oder in diesen Bewohnern der Gewässer eine Seele weilt, die vormals menschlich war? Glaubst du nicht, daß nichts in dieser Welt untergeht, sondern alles nur seinen Aufenthalt verändert?

Von solchen Worten wurde ich gepackt und begann mich mit der Fleischnahrung zu enthalten. Schon nach Jahresfrist fiel mir diese Gewohnheit nicht nur leicht, sondern war mir sogar angenehm. Ich hatte das Gefühl größerer geistiger Beweglichkeit .

GEORGE BERNARD SHAW *Dichter*

Tiere sind meine Freunde... und meine Freunde esse ich nicht.

Ein Mann von meiner geistigen Potenz ißt keine Leichen.

Solange die Menschen Tiere quälen, foltern und erschlagen, werden wir Krieg haben. Wie können wir irgendwelche idealen Zustände auf Erden erwarten, wenn wir die lebenden Gräber getöteter Tiere sind?

PERCY BYSSHE SHELLEY *Dichter*

Bei allem, was heilig ist in unseren Hoffnungen für das Menschengeschlecht, beschwöre ich diejenigen, welche die Wohlfahrt der Menschheit wünschen und die Wahrheit lieben, die vegetarischen Lehren unbefangen zu prüfen.

ISAAC BASHEVIS SINGER *Schriftsteller*

Wo es um Tiere geht, wird jeder zum Nazi; für die Tiere ist jeden Tag Treblinka.

Vegetarier zu sein bedeutet Widerspruch – Widerspruch gegen den heutigen Zustand der Welt: Hunger, Grausamkeit, Verschwendung, Krieg. Dagegen müssen wir etwas unternehmen, ein Zeichen setzen. Meine Antwort heißt: Vegetarismus.

RUDOLF STEINER *Begründer der Anthroposophie*

Seiner Nahrung aus der Pflanzenwelt verdankt der Mensch, daß er hinaufblicken kann zu den großen Zusammenhängen der Dinge, die ihn erheben über die Vorurteile, die aus den engen Grenzen des persönlichen Seins entspringen.

BERTHA VON SUTTNER *Schriftstellerin*

Der Tod an sich ist nichts Furchtbares, nichts Höllenhaftes – wohl aber ist dies die Todesangst und die physische Qual. Daß bei der Tötung der Tiere diese beiden dem Opfer tunlichst zu ersparen seien, darüber ist doch kein gesitteter Mensch im Zweifel. Meiner Überzeugung nach wird auch einst die Zeit kommen, wo niemand sich wird mit Leichen nähren wollen, wo niemand mehr sich zum Schlächterhandwerk bereit finden wird. Wie viele unter uns gibt es schon jetzt, die niemals Fleisch äßen, wenn sie selber das Messer in die Kehle der betreffenden Tiere stoßen müßten!

HENRY DAVID THOREAU *Schriftsteller*

Ich bin der festen Überzeugung, daß die Überwindung des Fleischessens genauso zum graduellen Fortschritt der Menschheit gehört wie einst die Überwindung des Kannibalismus.

Und da gibt es die Ideen der Zukunft, von denen einige bereits im Begriffe sind, realisiert zu werden, und die die Menschen veranlassen, ihr Leben zu verändern und gegen frühere Zustände und Praktiken anzukämpfen. Solche Ideen sind zum Beispiel die Befreiung der Arbeiter, die Gleichberechtigung der Frauen und die Aufgabe der Gewohnheit, Fleisch zu essen.

Wenn der Mensch ernstlich und aufrichtig den moralischen Weg sucht, so ist das erste, was der Mensch aufgeben muß, die Fleischnahrung, denn außer der Aufregung der Leidenschaften infolge dieser Nahrung ist dieselbe auch ganz einfach unmoralisch, weil sie eine dem Gefühl der Moralität widersprechende Tat – den Mord – erfordert, und weil sie nur von der Feinschmeckerei und Gefräßigkeit verlangt wird.

Der Übergang zum Vegetarismus ist die erste und natürlichste Folge der Aufklärung.

Solange es Schlachthäuser gibt, wird es Schlachtfelder geben.

HANNE TÜRK *Kinderbuch-Illustratorin*
NORBERT LANDA *Kinder- und Sachbuchautor*
Schweinchen schlachten, quiek, quiek

Wie Kinder lernen, aufzuessen, was sie liebhaben

Ein «Verlag gruppenpädagogischer Literatur» empfiehlt in seiner Sammlung von Kinderreimen («Fingerspiele») folgendes Spielchen:

Schweinchen schlachten / Würstchen machen / quiek quiek quiek.

Und so wird's gemacht: Die Mutter hält das Kleinkind an Fuß oder Arm fest und bringt es mit den Worten «Schweinchen schlachten, Würstchen machen» zum Lachen. Bei «quiek quiek quiek» pikst sie das Kind mit dem Finger in den Bauch.

Nun handelt es sich beim Schweinchen-Schlachten-Spiel um einen traditionellen Kinderreim; allerdings ist diese Sammlung von Kinder-Fingerspielen im Jahr 1991 (!) neu aufgelegt worden. Heutige Autoren werden den Todesschrei eines abgestochenen Schweines nicht mehr so gern in spielerische Verbindung mit dem vergnügten Aufquieken eines angestupsten Zweijährigen bringen wollen. Das Schlächtergemüt freilich wirkt fort, und eine bizarre Pädagogik zieht sich weiterhin untergründig durch weite Teile der Kinderbuchwelt. Ihre Botschaft lautet: Erstens, Tiere sind unsere Freunde. Zweitens, beim Essen hört sich die Freundschaft auf.

Diese Auffassung spiegelt natürlich die zynische Doppelmoral der Erwachsenenwelt wider. Die Kinder lernen von Anfang an, moralische Empfindungen bei Bedarf fein säuberlich auf Angehörige der eigenen biologischen Gattung, also auf Menschen zu begrenzen.

Dazu einige Beobachtungen:

- In der Eltern- und Kinderzeitschrift «spielen & lernen» finden sich jeweils Poster von allerliebsten Tieren – Kälbchen, Lämmchen und so weiter; sind sie nicht wirklich süß? So schutzbedürftig, so liebenswert... Weiter hinten verrät dann der Rezeptteil, wie man sie zubereitet.
- Die Helden (und damit Identifikationsfiguren) in Helme Heines bekanntem Bilderbuch «Das schönste Ei der Welt» sind Hühner. Der König tritt auf, und was verspeist er? Ein Huhn.
- Ein Team von Umweltexperten der Zeitschrift «Öko-Test» liefert für ein im Christophorus-Verlag erschienenes Osterbastelbuch reihenweise wertvolle Umwelttips für den Umgang mit Farben und Materialien. Freilich fehlt jeder Hinweis darauf, daß Ostereier auch von freilaufenden Hühnern stammen könnten.
- In diversen Sachbilderbüchern, in denen das Leben auf dem Bauernhof vorgestellt wird, laufen die Hühner vergnügt durcheinander, spielen die Ferkel und verbringen die Kälber, von glücklichen Kühen gesäugt, eine wunderbare, gewaltfreie Kindheit. Auf diese allerliebste Weise, erfahren die Kinder, «liefern uns» die Tiere Lebensmittel.

Pauschal gesprochen, führt die Kinderbuchwelt die Tiere als Geschöpfe vor, die genau so lange liebens- und schützenswert sind, als kein Kochtopf in der Nähe ist. Wir halten Kinder dazu an, nichtmenschliche Lebewesen moralisch zu berücksichtigen; wir wollen, daß sie für Tiere Sorge tragen und Mitleid empfinden. Doch in Wirklichkeit, nämlich auf dem Weg in die Küche, waten wir alle gemeinsam mit dem besten (oder einem nicht ganz so guten) Gewissen durch Blut.

Liebhaben und Aufessen

Wie aber kommen die Kinder mit der perversen Aufforderung zurecht, jemanden gleichzeitig liebhaben und aufessen zu sollen? Sobald sie in der Lage sind, in ersten Ansätzen moralisch zu denken, leuchtet ihnen ja ein, daß sich die grundlegenden Bedürfnisse von Tieren nicht sonderlich von menschlichen Bedürfnissen unterscheiden. Kinder stellen sich ohne weiteres in die Schuhe (oder Hufe und Pfoten) von Pony, Häschen und Schweinchen. Der kleine Bär, die Maus oder die kleine Ente aus der Plüschgalerie oder im Bilderbuch leiden, wenn sie mißhandelt werden. Die Tiere verspüren Angst und suchen Geborgenheit; man muß gut zu ihnen sein. Dieses (über weite Strecken) unverdorbene Einfühlungsvermögen der Kinder in die Nöte anderer Wesen ist eine der Geschäftsgrundlagen des Kinderbuchverlagswesens.

Natürlich ist den Kindern klar, daß wirkliche Schweinchen weder radfahren noch sprechen, noch ein Huhn zum Freund haben können. Aber sie sehen wirkliche

Tiere auch nicht als bloße Automaten; sonst hätten die tierlichen Helden von Kinderbüchern gar nicht die Kraft, Kinder in ihren Bann zu ziehen.

In seiner bemerkenswerten Kurzgeschichte «Die Seele des Tiers vom Typ III» (in: Douglas R. Hofstadter [Hrsg.]: Einsicht ins Ich. Stuttgart 1981, S. 110 ff.) beschreibt Terrel Miedaner die bewußte und willkürliche Zertrümmerung eines Käfers. Von diesem Käfer wissen wir, daß es sich um eine computergesteuerte Maschine handelt. Dennoch fiebern wir mit dem Maschinchen mit und zucken zusammen, wenn ihm schließlich der tödliche Schlag versetzt wird. Dem Autor gelingt es nämlich, uns das Verhalten, das «bloße» Verhalten dieses, wie wir wissen, nur quasilebendigen Dinges auf eine Art zu beschreiben, die es uns ermöglicht, uns im Roboter wiederzufinden. Der Aluminiumkäfer «schnurrt sanft», stößt schrille Laute aus, die wie «Angstschreie» klingen; die «hilflose Maschine» dreht sich ruckhaft im Kreise und stößt ein «leises, klägliches Weinen» aus. Beim Lesen dieses Textes mag man das Gefühl haben, Opfer einer Manipulation zu sein; dies ändert nichts am instinktiven Mitgefühl, das wir empfinden. Was folgt daraus? «Die internen Vorgänge im Objekt sind uns egal», sagt der amerikanische Mathematiker (und Vegetarier) Douglas R. Hofstadter in seiner Reflexion über diesen Text. «Statt dessen sind wir es selbst, die alles hineinlegen, auf Grund des beobachtbaren Verhaltens.»

Psychisch intakte Menschen, die schon von einem fiependen Maschinchen angerührt werden, können gar nicht anders, als Mitleid mit einem leidenden Tier, mit einem Huhn in der Batterie oder einem Schwein im Schlachthof zu empfinden; das Verhalten der Tiere erzwingt Mitgefühl. Wir brauchen sehr starke und tief eingewurzelte ideologische Konstruktionen, um quälerische Praktiken zu akzeptieren. Diese Konstruktionen sind willkürlich genug. Wie konnten die Nazis, fragt Hofstadter, sich zur Überzeugung bringen, es sei in Ordnung, Juden umzubringen? Und warum gibt es unter uns so wenige Vegetarier? Doch nicht, weil uns das Töten von Rindern nichts ausmachen würde; sondern weil wir uns vor unseren Mitleid erweckenden psychischen Mechanismen schützen, und zwar «durch eine verdeckende Sprache und ein elaboriertes System von Konventionen, die uns die Aufrechterhaltung einer doppelten Moral erlauben».

Wie kommen Kinder damit zurecht?

Schweinchen braucht soziale Nähe (Freunde), Platz zum Spielen (artgerechten Lebensraum); und es will leben; dies erfahren und spüren Kinder, wenn sie Bücher anschauen und lesen. Gleichzeitig wird dafür gesorgt, daß dieses Mitleid in der Praxis folgenlos bleiben muß: durch ein ausgefeiltes System von stillschweigenden Übereinkünften. Noch einmal: Wie kommen Kinder damit zurecht?

Es gibt psychologische Untersuchungen zur vegetarischen Phase, die jedes mindestens durchschnittlich wache und sensible Kind irgendwann zwischen dem dritten und zehnten Lebensjahr durchmacht. Kinder haben diese Doppelmoral zunächst noch nicht, die den Erwachsenen sagt, bei welchen Arten von ansonsten liebenswerten Lebewesen es in Ordnung ist, sie einzusperren, umzubringen und aufzuessen. Zu irgendeinem Zeitpunkt freilich merken Kinder, was das eigentlich ist, was sie da aufessen sollen. Sie verstehen, daß Schlachttiere (wie Menschen in vergleichbaren Lagen) vergleichbare Not und Schmerzen erleiden, und sie sehen nicht ein, weshalb man ihnen das antun sollte. Wenn uns das Schwein Schwarte, die Kuh Rosalinde oder das schönste Huhn der Welt in moralisch wichtiger Hinsicht nahestehen, dann ist es offensichtlich gräßlich, sie umzubringen. Dies scheint übrigens die simpelste und ursprünglichste Form des Gleichheitsgrundsatzes zu sein. Kindern ist er ganz und gar vertraut: Niemand läßt sich gern umbringen. Was man lieb hat, kann man doch nicht aufessen! Diese Einsicht führt bei vielen Kindern zu Trotzreaktionen am Eßtisch, die freilich meist nur ein paar Stunden oder Tage anhalten. Dann ist ihre Moral gebrochen.

Kinder meinen: Was weh tut, das tut weh. Punkt. Erwachsene setzen einen doppelten Strichpunkt: Was weh tut, das tut weh; aber so ist halt die Natur; außerdem sind es ja nur Tiere.

Der eine Aspekt der Argumentation lautet also: Wolf frißt Lamm. Mensch ißt Schwein, das ist nur natürlich, und was natürlich ist, das ist in Ordnung. Wie sollten ausgerechnet Kinder weiter nachfragen, wieso denn ausgerechnet Wölfe (und nicht Kälber) unsere moralischen Vorbilder sein sollten? Und ob es nicht auch natürlich sei, Menschen umzubringen?

Das andere Argument läuft darauf hinaus, zu sagen, daß Tiere eben nur Tiere sind. Um sie aus der moralischen Sphäre auszugrenzen, genügt also der simple Hinweis, daß sie einer anderen als der menschlichen Gattung angehören. Gemeint ist, daß sie erstens «anders» und zweitens (und deswegen) den Menschen zur freien Verfügung «gegeben» seien.

Es gibt allerdings auch elegantere Mittel, den törichten Nachwuchs aufs Kreuz zu legen und sich selbst weiteres Grübeln zu ersparen. Sybil Gräfin Schönfeldt (in «spielen&lernen» 4/94) verrät einen besonders gemeinen Trick: Zu Ostern bereite man falschen Hasen aus Schweine- und Rindfleisch zu, und «die Kleinen müssen nicht schluchzen». Das Wissen, daß sie keinen wirklichen Hasen aufessen müssen, beruhigt die Kinder.

Bei alledem lernen Kinder, Mitleid bei Bedarf auszublenden oder umzuschichten. Niemand will ihnen wirklich vormachen, daß Tiere keine Schmerzen spürten; im Gegenteil, die Kinderbuchwelt zeigt sie ja als empfindende Wesen. Doch die Praxis lehrt, daß die Interessen der Tiere nicht mehr zählen, sobald eigene Interessen im Vordergrund stehen. Nöte von Wesen, die «nicht zu uns (Menschen) gehören», sind zweitrangig. Damit bilden wir die Kinder zu perfekten Gattungsrassisten aus. «Unser» liebenswertes Bilderbuch-Schweinchen verwandelt sich durch einen kleinen Perspektivenwechsel in Rohmaterial für Metzger.

Was Schweinchen freilich erduldet, bevor es Würstchen wird, sollen die Kleinen nicht erfahren. Das wollen ja nicht einmal die lieben Eltern wissen.

Zuständig für derlei Fragen wären Kinder-Sachbücher. Schon ein kurzer Blick auf das gängige Angebot zeigt jedoch folgendes Bild: Die lieben Tiere tummeln sich, vom lieben Bauern umsorgt, in allerliebsten Bauernhöfen und lassen es sich wohl ergehen. Mit der Wirklichkeit der geschundenen, lebenslang eingesperrten, seiner Würde beraubten Kreatur hat dies, wie jeder weiß, nichts zu tun. Darüber hinaus verhindern gängige Bauernhof-Sachbücher eine vernünftige Auseinandersetzung mit den Rechten fühlender Wesen, die das Unglück haben, nicht zur Gattung Mensch zu gehören.

Verleger pflegen die heile Bilderbuch-Bauernwelt mit dem Hinweis zu verteidigen, man könne den Kindern ja auch Darstellungen etwa von Kriegsgreueln nicht zumuten. Einverstanden. Doch wenn sich aus dem Vergleich von Kriegsgreueln und Schlachthöfen etwas ableiten läßt, dann wohl zu allererst dies: Die industrielle Fleischproduktion gehört abgeschafft. Schlachthäuser und Mastanstalten werden uns ja nicht aufgezwungen; anders als Kriege existieren sie im Auftrag jener Fleischesser, die in der Folge meinen, man dürfe Kindern das alles nicht zeigen. Damit kehrt sich das Argument um: Wenn schon die Abbilder so entsetzlich sind, wie können wir dann die Originale dulden? Wer die Wirklichkeit – mit Recht – für zu schrecklich hält, um sie Kindern zu zeigen, muß die Konsequenz aus seiner Einsicht tragen. Sie besteht darin, die Fleischindustrie zu boykottieren. Wer hingegen weiter mitmacht und lediglich die Konsequenzen verharmlosen und verdrängen will, will sich bloß den Appetit nicht verderben lassen – und sich womöglich peinliche Diskussionen mit Kindern darüber ersparen, woher denn nun das Fleisch kommt. Und das kommt eben zu 98 Prozent aus der industriellen Tierhaltung.

Dennoch stopfen einschlägige Sachbilderbücher die Kinder mit den Bildern einer friedlichen, gewaltfreien Bauernwelt voll – weil die Wirklichkeit allzu grausam sei. Man kann sich die Ungeheuerlichkeit dieses Arguments an folgendem Beispiel klarmachen: In einem Kinder-Sachbuch zum Thema der jüngeren deutschen Geschichte soll das finstere Kapitel der Konzentrationslager nicht ausgeklammert bleiben. Der Verleger meint nun (zu Recht), die grausame Wirklichkeit sei den Kindern nicht zuzumuten. Also entschließt er sich dazu, Bilder in Auftrag zu geben, auf denen Leute in gestreiften Pyjamas ihren freundlichen Aufsehern gutgelaunt zuwinken.

Um Mißverständnissen vorzubeugen: In diesem Beispiel geht es nicht darum, den Holocaust mit der Fleischproduktion, die Leiden der Kälber mit jenen der KZ-Häftlinge oder Menschenschinder mit Tierschindern gleichzusetzen – wiewohl sich in mancher Hinsicht starke Parallelen aufdrängen. Es geht um die Scheinheiligkeit des Argumentes, man müsse Kinder mit Propagandalügen füttern, um sie vor Kenntnis der Wirklichkeit bewahren.

Natürlich lieben Kinder Bauernhof-Bücher. Die Forderung jedoch, im Kindersachbuch die Nutztiere und ihr Schicksal auf eine nicht verlogene und zugleich nicht schockierende Weise darzustellen, ist vermutlich nur sehr schwer erfüllbar. Tierfreunde stecken in einem moralischen Dilemma, das in den Verhältnissen selbst begründet ist und letztlich nur auf dieser Ebene, nämlich in der Abschaffung der schauerlichen Verhältnisse, aufgelöst werden kann. Es schmerzt, einen wichtigen Aspekt menschlichen Handelns, nämlich unser Verhalten Tieren gegenüber, im Interesse der Wahrhaftigkeit mehr oder weniger ausklammern zu müssen.

Ähnliche Probleme stellen sich auch in anderen Tierrechtsfragen. Zwei Beispiele:

– In Skandinavien und Australien werden schon heute Tierdressuren als Tierquälerei betrachtet und sind daher völlig verboten. In den unzähligen Zirkus-Kinderbüchern hingegen ist die Welt der Zirkustiere noch völlig in Ordnung. Der starke Löwe springt mit Feuereifer durch den brennenden Reifen, und die mächtigen Elefanten feiern fröhliche Kopfstände.
– Weltweit ist die Diskussion im Gange, ob man Zoos, wenn überhaupt, nicht in völlig anderer Form weiterführen sollte; nämlich als wissenschaftliche, für das Publikum unzugängliche Institute. Die Kinderbuchwelt bleibt davon weitgehend ungerührt: Weil Kinder nun mal gern in den Zoo gehen, werden ihnen die Tiergärten auch im Buch als eine heile Welt präsentiert. Im Bewußtsein der Kinder setzt sich das Bild der lustigen Tiere fest.

Niemand wird von Kinderbuchverlagen verlangen, die Speerspitze im Kampf um Tierrechte zu bilden. Zu fordern ist jedoch ein Ende der haarsträubenden Ignoranz.

Denn daß die Kinderliteratur in der Lage ist, sich brennender Themen anzunehmen, hat sie in verwandten Bereichen bereits bewiesen. Beim Umweltschutz oder im Kampf gegen Rassismus wird den Kindern allerhand zugemutet. Sie erfahren, daß Menschen böse und grausam gegen ihre Artgenossen sein können und wie sie als Kinder zu erfreulicheren Verhältnissen beitragen können. Von einer vernünftigen Mülltrennung über den Einsatz für den Regenwald durch Verzicht auf Tropenhölzer bis hin zum Kampf gegen die FCKW-Spraydosen: Kinder dürfen und sollen alles wissen und mitmachen. Keine Zukunftsperspektive ist zu trüb, kein Szenario zu schrekkenerregend. «Kinder retten den Planeten» und nerven damit – zu Recht! – die Erwachsenen. Und in diesem großen Zusammenhang steht auch Tierschutz auf dem Programm – freilich nur als Artenschutz. Alle helfen mit, bedrohte Tierarten vor dem Untergang zu bewahren.

Rettet die Wale!

Aus Schweinchen aber machen wir weiterhin Würstchen.

VOLTAIRE *Schriftsteller*

Kann es denn… etwas Abscheulicheres geben, als sich beständig von Leichenfleisch zu ernähren? Und dennoch finde ich unter uns keinen Sittenlehrer, keinen unter unseren geschwätzigen Predigern, selbst keinen unter unseren scheinheiligen Muckern, der den geringsten Einwand erhöbe gegen diese schändliche, uns zur Natur gewordene Gewohnheit!

HANS WOLLSCHLÄGER *Schriftsteller*

Aus den Jahrbüchern der Hölle

Randbemerkungen auf dem Weg zu einer Konsequenz

Es ist alles schon dagewesen, alles gesagt und geschrieben, das ganze Pro, das ganze Kontra, denn die Geschichte der Vernunft ist so alt wie die der bohnenstrohernen Holz- und Hohl- und Flach- und Schwachköpfigkeit, die auf Erden das Sagen hat –: gegen die hat sie zu allen Zeiten anzureden versucht, und ihr Reden füllt mittlerweile ganze Bibliotheken. Daß sie fortschreite, ist eine Hoffnung, zu der nur wenige Erscheinungen in der Tatsachen-Welt berechtigen; ob sie es jemals schaffen wird, jene andere aus den kreischenden Angeln zu heben, steht durchaus sehr dahin. Sie dreht sich um sich selbst, und jeder Kindskopf, der neu auf die Erde kommt, muß *ab-ovo-nullo-utero* selbst das dort Selbstverständliche erst frisch erlernen – und ist in seiner Lernwilligkeit dabei von durchaus unterschiedlicher Frische. Tatsächlich, man möchte ungeduldig werden –: muß man denn alles siebenmal sagen? Manches sieben-mal-siebzigmal, und es hat immer noch kein Absehen. Ja, man wünscht sich manchmal im Zorn, man könnte, nachdem die Gesetzgeber unter dem Andrang der besten Argumente nur wie die Schnecken vom Fleck kommen, die sie sich nach getaner Pfuscherarbeit gesotten vorsetzen lassen, schließlich einfach «die Macht ergreifen», um den Greueln ein Ende zu machen, – und erinnert sich gerade noch rechtzeitig daran, daß auch ergriffene Macht auf Erden noch nie zum Ende von Greueln geführt hat und daß man mit solchen Antrieben im Handumdrehen selbst auf der finsteren Seite steht, der man das Ende wünscht…

Noch einmal gesagt denn: Die Tiervernichtung durch Fleischernährung, die so arg- und sorglos herangewachsene, inzwischen beängstigend aufgedunsene Gewohnheit, hat viele Mächte auf ihrer Seite, und gegen die alleruntersten, archaischen ist immer noch am schwersten aufzukommen. Sie bleiben der felsenfeste Prellbock für alle Argumente, und die Vernunftsbibliotheken werden weiter an ihnen zerschellen. Gewohnheitsbildung ist ja ein Naturgesetz selbst, und was in biologischen Zeiträumen zusammengekommen ist, überwältigt immer noch mühelos die synthetischen Gegen-Gewohnheiten, die wir in bloß geschichtlichen Zeiten zusammengebracht haben und «Ethik» nennen und «Ästhetik» – Kultur zuletzt, mit allen ihren Etcetera wie der schön umfassenden «Gerechtigkeit», dem Gegenkonzept zum natürlichen Gleichgewicht der Dinge; selbst daß der primitivste Nutzen mit in die Waagschale kommt, bringt sie nicht entscheidend zum Sinken. Denn «der Mensch» ist, nach Freuds umfassender Feststellung, «ein Wesen von schwacher Intelligenz, das von seinen Triebwünschen beherrscht wird», und dabei wird es noch eine geraume biologische Weile lang bleiben. Die Lage unserer Entwicklungsstufe kann, entgegen allem Enthusiasmus der Schöpfungskrone, gar nicht trostlos genug gesehen werden: Wir sind alle noch keine Spur von immun gegen die finsteren Befehle des Stammhirns, das uns das bißchen Evolution, das wir hinter uns gebracht haben, immer noch bewahrt hat: wir können von der Selbst-Behauptung gegen den Anderen und das Andere nicht lassen; wir betreiben ungebremst die Ich-Erweiterung als Wir-Reduktion und nennen kulturell geschliffen nur «Konkurrenz», was in der Sache Raubrittertum und Wegelagerei geblieben ist, Einbruch und Überfall, gegenseitige Verwüstung, der Krieg aller gegen alle. Im Grunde sind in fünftausend Jahren Geschichte nur ein paar notdürftige Benehmensregeln dazugekommen, keine sehr imponierende Leistung; vom «Frieden auf Erden» kann keine Rede sein. Vom Frieden in der Natur, unserm unmittelbaren Wir, eher weniger als je: wir fressen uns in ihn und sie hinein, um unserm bißchen Arten-Ich ihre sämtlichen Energien einzuverleiben, und wie dieser Vorgang ausgehen wird, ist mittlerweile auch schon abzusehen: letal vermutlich, für den Aggressor und Fresser. Auch dies ist alles sieben-mal-siebzigmal bereits gesagt –: ist es überhaupt abänderlich – kann bloßes wiederholendes Reden darauf hoffen, jenen fürchterlich großen Zusammenhang selbst zur Korrektur zu bringen, den einzigen, mit dem der Mensch wirklich seinen Frieden gemacht hat, nämlich den seiner abgründig eigenen, primordialen Naturanlage?

Ja, und warum sollte man denn auch korrigieren, schallt es entwaffnend da wieder *ab ovo* zurück, siebenmal-siebzigmal, nachdem sich das Kettenkarussell, eppoi, doch reibungslos dreht? Sicher, das tut es – und wird es weiterhin tun; nur daß es das auch tun wird, wenn wir selber dabei allesamt aus seinen Sitzen fliegen, zu unserer spätestens dann fälligen Überraschung. Ganz sicher: die drehende Evolution vollzieht sich *mit* uns, aber nicht *für* uns; wir sind die Quanten ihrer Energie, nicht ihr Ziel und Ende. Aber irgendwann einmal haben wir etwas gelernt und erworben, nämlich jenes folgenreiche Unterscheidungsvermögen zwischen Gut und Böse und Richtig und Falsch, mit dem wir uns aus dem Paradies katapultiert haben, und seither gibt es keine Un-Schuld mehr auf Erden: seither ist, wer sich nicht bewegt, sondern nur bewegen läßt, aus der Definition «Mensch» herausgefallen; seither sind wir eine Variable im Vektorentanz der großen Rotation, die gegen uns aus uns besteht, und seither sind wir nicht allein ihr, sondern Uns zu Willen, wenn wir gegen uns sind. Seither ist Selbst-Veränderung möglich und gleichbedeutend mit «Leben»: eingreifender Widerstand gegen den blinden Dauer-Lauf der Welt, Eingriff ins Große Ganze durch den in das Kleinste. Sicher, nochmals, die Wirkung ist nicht immer glücklich, für die Evolution selbst nicht und nicht für uns, auf deren Glück sie es nicht abgesehen hat. Denn der einstige Zugriff zum

Baum der Erkenntnis war nicht sehr beherzt, und auch jede Art Irrtum hat große Chancen; wir nehmen, als aktive Faktoren der ontologischen Kausalitätsgesetze auch teil an jenem Gesetz, das alle Möglichkeit riskant mit der Kraft zur Selbstverwirklichung ausgestattet hat. Die Unschuld der Gewohnheit aber ist endgültig dahin: unser «Programm» duldet kein Verharren mehr, und der uns geschichtlich zugewachsene binäre *Code moral* verlangt bei jedem noch so kleinen Fort-Schritt seine Ja-Nein-Antworten. Warum Veränderung und Korrektur? Wir haben gar keine Wahl mehr, wo die Vernunft solche Fortschritte tut und den nachhinkend Noch-nicht-Denkenden anzeigt: wo Einsicht entsteht und, vereinzelt erst, dann um sich greifend kollektiv, sich einbekennt; ihr Metanoeite mahnt, auch wenn es oft wie bloß gepredigt klingt, gleichsam «mechanisch» nur eine Konsequenz an. Und damit ist die ethische Antwort keine bloße Option mehr, sondern eine Notwendigkeit.

Also wäre weiter Einsicht zu bekennen, um jene notwendige Konsequenz herbeizuwirken? Auch dies denn, noch einmal, siebenmal-siebzig-und-einmal mehr. Die Menschheitsgeschichte ist ein «Auszug aus den Jahrbüchern der Hölle», wie Voltaire sagte; kein Zweifel; Optimisten sind nur Wenigwisser. Aber eins ist einem – nein, das muß ich nun doch, Bekenntnis, ganz persönlich sagen, obwohl auch da nur Wiederholer einer endlos alten Rede – eins ist mir nach über einem Halbjahrhundert Betrachtung dieser Jahrbücher unumstößlich klar geworden: Von allen Greueln der sich behauptenden, expandierenden, um sich fressenden Raubtier-Spezies Mensch ist keiner größer, entsetzender, zuletzt folgenreicher für die Symbiose, für das gesamte «Zusammen-Leben» auf dem Planeten als der gegenüber den Mit-Arten; von allen Tat-Sorten ist keine furchtbarer als das, was den Tieren angetan wird. Ganz gleich und dahingestellt, ob das greuelhafte Täter-Wesen im Recht ist, wenn es sich abgrenzt gegen sie, wenn es Bewußtseins- und Vernunftsbesitz für sich allein in Anspruch nimmt und sich mit dem Vorzug selbsterworbener Ethiken drapiert, – gerade mit solcher Selbstabhebung wüchse seine Verantwortlichkeit, wächst seine Schuldfähigkeit, vergrößert sich nur das Verbrecherische seiner Tat. Denn bloße Macht hat, ethische Antwort, Rechte nur bei Gleichstärke des Sich-Messenden; gegenüber dem Schwächeren hat sie Pflichten. Und das ist nun seit Anbeginn, sieben-mal-siebzig-mal, empfunden und erkannt worden, solange nur Menschen «sich» empfunden und erkannt haben, und wer Autoritäten braucht, wo hier nur wiederholt wird, der findet sie in jeder wünschbaren Fülle: Gläubige mögen beim Heiligen Augustin anfangen und bis zu Teilhard vordringen, Agnostiker bei Pythagoras oder Leonardo und bis zu Adorno gelangen. «Verbrechen» haben sie es alle genannt: keinem Greuel ist die Vernunft ferner, keinem auch das denkende Bewußtsein, keinem schließlich die unablässig ausgeschriene «Humanität», die sich, so fernab stehend von der entstandenen Einsicht, bloß noch zynisch ausnimmt, fast schon wie Faschingskostüm und Mummenschanz gegenüber diesem Mega-Massaker. Sie ist selber gefährdet durch ihr Fernstehen, durch ihr dumpfes Verharren in der Inkonsequenz; sie droht ihren

Inhalt zu verlieren, wo sie sich mit diesem Verbrechen verträgt. Aber das sei eben nicht einzusehen, das – nein, persönlich: das sehen Sie, Leser, nun nicht ein, das müßte Ihnen «bewiesen» werden?

Noch einmal denn auch dies, mit Ungeduld: Die statistischen Zahlen des Massenmords und der Lebensmarterung, die den Hintergrund der Fleischernährung bilden, sind derart horribel, daß man nicht einmal über eine auch nur durchschnittliche Empfindungsfähigkeit verfügen muß, um davor das Bewußtsein zu verlieren –: machen Sie die Probe auf Ihr Exempel und rechnen Sie den eigenen Verzehr auf die Stadt hoch, in der Sie leben, auf das Land, auf schließlich den ganzen Globus mit seinen expandierenden Milliarden Ihresgleichen: – wie fühlen Sie sich? Die Einzelheiten geben den Rest, wenn es denn seiner bedürfte: die Zustände in Zuchtfarmen, Mastanstalten, Legebatterien – und auf den Schlachthöfen, den Hochburgen der Endlösungs-Industrie. Man kann sich das alles vor Augen bringen, jedenfalls vor die inneren; die äußere Anschauung liegt freilich nicht auf der Straße: ja, sollte man's als Tateinsicht werten, daß uns die Anblicke von den Tätern immer sorgsamer aus dem Weg geräumt worden sind, je mehr Taten wir in Auftrag gaben? Derart versteckt wird eigentlich nur die Leiche im Keller. In meiner Kindheit waren die Tierleichen noch mit einer gewissen Unschuld in den Schlachterläden aufgehängt, in erkennbarer Lebensgestalt: die vergleichsweise kleinen Quantitäten wurden vor aller Augen heruntergeschnitten, und ich entsinne mich durchaus meines kindlichen Grauens jedesmal und auch – sehr tiefer Zusammenhang – des Gefühls der Selbstgefährdung, das von dem Vorgang beängstigend ausging; heute sind die Großmassen, die wir dort verlangen, vorher von aller Lebensähnlichkeit befreit worden und kommen uns in einer Verpacktheit auf den Ladentisch und in die Taschen, der man von ihrer haarsträubenden Vorgeschichte nichts mehr ansehen muß. So wenig wie den sehr vielen Leuten, die bis zu diesem Punkt für unser Wohl gesorgt haben: sauberen Mit-Menschen, deren Hände unsichtbar von Blut triefen, weil sie den ganzen Tag nichts anderes getan haben als Bolzen in Gehirne zu schießen, Lebendiges ausbluten zu lassen und Leiber mit Messern und Beilen in kleine Stücke zu hacken –: Haben Sie schon einmal darüber nachgedacht, daß Sie selber einer ihrer Arbeitgeber sind? Die Täter sind unter uns, wie immer so auch hier und jetzt, sehr richtig, und ihre Nachbarn sind wir allemal; sie sitzen dauernd irgendwo neben uns, sitzen vielleicht irgendwann einmal, unter schlechteren politischen Umständen, über uns –: wie fühlen Sie sich? Was diese Leute neben und über uns hinter ihren verschlossenen Türen täglich tun, könnten nur wenige von uns mit ansehen, ohne in Ohnmacht zu fallen; aber Taten sind durch Türverschluß nicht aus der Welt, oder? Warum bleibt jene notwendige ethische Antwort aus, die der Einsicht, ja schon dem bloßen Einblick zu folgen hätte? Gelegentlich spähen die Objektive der Berichterstattung ja direkt durchs Schlüsselloch und zeigen uns, was wir wissen müßten; aber das geschieht in Medien, denen der Horror längst ein bloßes Spielzeug geworden ist und die uns diesen realen durch ihren sonst fiktiven längst entwertet haben; sie bewirken höchstens das gelegentliche Wegsehen, an das man sich auch sonst bei ihren Produktionen gewöhnt hat. Die Ästhetik fühlt sich durchaus beleidigt, aber ja, wir sind ja keine Barbaren; sie findet dergleichen degoutant und hilft sich gewohnheitsmäßig wie eh und je aus der Affäre: indem sie *sich* abwendet – statt der Greuel. Denn diesen Ausweg hat die ästhetische Empfindsamkeit ja immer, und in ihm macht das Ich von der raren Gelegenheit Gebrauch, sich einmal abzugrenzen gegen das Kollektiv, dessen Lebensformen und -normen es sich sonst so willig als Dublette anschließt. Hat ihn etwa auch, und vollends, die ethische?

Es steht nicht gut um sie und ihre Kräfte. Sicher, wir nehmen herzlich gern für uns in Anspruch, mitleidsfähig zu sein, und möchten diese Qualität in unserm Signalement um keinen Preis missen; selbst der Massenmörder legt Wert auf eine seelenvolle Miene und streichelt seinen Schäferhund. Aber wir fügen uns auch willig und erleichtert den Grenzen, die diesem schönen Gefühl gesetzt sind: es ist flüchtig; es ist ein Sonntags-Gefühl, das sich abwenden kann, wenn der graue Alltag beginnt, – zu durchaus unserem Schutz und Nutzen: wer die erbarmungswürdige Totale dauernd spürte, müßte ja auf der Stelle vom Schlag getroffen werden. Ist es nicht nur menschlich? Das Ganze heißt denn auch – als Selbstbeschreibung der Konstitution, die Ja-Nein zu sagen gelernt hat und sich doch zumeist durchs Niemandsland des Jein dazwischen beiseite drückt – «Menschenwürde», im aufgeklärten Selbstverständnis lauthals seit Kant, heute spitzenbegrifflich sogar in unserem Grundgesetz: sie ist in aller Munde; aber wenn man sich klarmacht, daß nichts in der Öffentlichen Rede so vollmaulig beteuert wird wie das, was gerade in den Ruin abgeht, muß man wünschen, es möchte viel weniger davon die Rede gehen. Erst jüngst hat Hartmut von Hentig, der beachtliche Pädagoge, auf sie wieder als das eigentliche Über-Motiv hingewiesen, das zur Abschaffung der Tiere-Vernichtung anhalten müßte und dem alle anderen, nur pragmatischen Motivationen untergeordnet seien –: wie gern würde man ihm folgen! Aber ist diese Würde schon eine heikle Sache selbst, so handgreiflich der Zustand, in dem sie heute angelangt ist: ihr Ruin springt uns nicht nur aus dem politischen Teil der Zeitungen täglich entgegen; er durchsetzt längst die Alltagsgewohnheiten des Jedermann, der sich mit ihr auszeichnet: auf schlechterdings allen Gebieten wird längst getan, was unser so mühsam erreichter Kulturstatus eigentlich als Tat nicht mehr zulassen dürfte, und die Verpöbelung unseres Gemeinschaftslebens wächst nur noch mit der Selbstdarstellung, zu der ihr die Medien immer beflissener verhelfen. Vollends das Christentum, dem die Tiere freilich zu Recht immer mißtraut haben, nimmt in demselben Maße ab, in dem diese allerchristlichste Nation sich vollfrißt, und eines Tages wird sie sich unter dem Jüngsten Gericht nur noch eine besonders modische Mahlzeit vorstellen, mit der man voll im Trend liegt. Es steht schlecht um die Würde dieses Würde-Begriffs –: gerade wo man sich auf ihn verläßt, sich behaglich in ihm als Gegen-Gewohnheit einrichtet, erschließt sich die unheilvolle Möglichkeit des Sich-Abwendens immer neu, die seinen verborgenen Kern bildet.

Denn hier behält, selbst unter besseren Umständen, Adornos Idealismus-Kritik recht: «Die ethische Würde ist eine Differenzbestimmung. Sie richtet sich gegen die Tiere. Sie nimmt tendenziell den Menschen von der Schöpfung aus, und damit droht ihre Humanität unablässig in Inhumanität umzuschlagen... Die Tiere spielen fürs idealistische System virtuell die gleiche Rolle wie die Juden fürs faschistische... Die Möglichkeit der Rettung der Tiere unbedingt und um jeden Preis zu leugnen ist die unabdingbare Schranke ihrer Metaphysik...»

Man muß sehr ins Grundsätzliche gehen, um zu erkennen, warum die alte Gewohnheit so schwer abzuwerfen ist, warum auch der bloße Enthusiasmus, noch einmal Vernunft und Humanität zu predigen, gar nichts hilft. Was kann man noch sagen, könnte man noch tun, was nicht schon erfolglos gesagt und getan worden wäre? Wir laufen auf einem Weg und bedenken Strategien, an ein als notwendig erkanntes Ziel zu kommen; wir spähen in lauter Sackgassen. Welcher Weg wäre denn zu empfehlen? Ich bin gefragt worden; ich weiß die zwingende Antwort nicht. Die große Insuffizienz ist ja menschlich selbst: ich will mich gar nicht ausgrenzen und überheben, wenn ich sage, daß mir der Zureichende Grund «die Ethik» bleibt (zu der «die Ästhetik» gehört) – und die schwache Ahnung, die ich von ihrer Funktion in der übermenschlichen Ontologie gewonnen habe. Auch hier hat der «Schwächere» Anspruch auf behutsame Umsorgung: es ist leicht, Sonntags-Ethiker zu sein; es ist schwer, das Prinzip Ethik auf alle seine Alltage auszudehnen und seinen Ja-Nein-Forderungen dort auf Allezeit zu willfahren.

Niemand hat ein Recht, mit Fingern auf den zu zeigen, der dem großartigen «Du sollst» immer wieder mit einem kleinmütigen «Ich kann nicht» antworten muß. Ich rede nicht von und zu den Leuten, deren Blick auf die Welt überhaupt nur von der Frage beherrscht wird, was sich davon fressen läßt; ich rede von jenen, die sehen und doch nicht glauben können –: wie wären sie – nein, persönlich noch einmal: wie wären Sie zu überzeugen?

Es ist alles gesagt, und ich habe nichts Neues zu sagen. Was ich vorschlage, kommt mir selber sogar kläglich vor angesichts jenes Über-Motivs, dem wahrhaftig alle anderen Motivationen untergeordnet bleiben, und ich finde es beschämend, als bloßer Pragmatiker dastehen zu müssen. Aber es geht um Strategie, um eine Vernunftslist, die Wirklichkeits-Chancen hat, und sie mag am Ende auch dieses Mittel mit der Kraft ihres Zwecks anheben: den Appell nämlich an jenen Ausschnitt der Vernunft, der sich, tief unten in den archaischen Gewohnheiten, mit dem leidlich zuverlässigen Instinkt der Selbsterhaltung verbünden könnte, mit dem Ego-Zentrum selbst, das allein die Fundamente umbauen kann. Und da wäre denn aus dem Längst-Gesagten diese Frage zu wiederholen: Legen Sie Wert darauf, lange gesund zu bleiben und länger zu leben? Die Antwort auf Ihre Antwort lautet, und mit aller Entschiedenheit, die längst in den Literaturen steht: Sie werden es, sein und tun, wenn Sie die Fleischernährung beenden: Sie werden, wenn Sie es rechtzeitig tun, keinen Krebs bekommen, keine Gefäßkrankheiten, keine Organ-Insuffizienzen, keine Stoffwechselstörungen und Gewebeverschlackungen – ja, nicht einmal jene

Allgemeine Lebens-Müdigkeit, die nicht aus addierten Jahren kommt, sondern aus addierter Fehlernährung. Ich sage es, kurzum, ganz rund heraus, was meine Selbst- und Lebensbeobachtung mich gelehrt hat (und ein bißchen Studium in der Bibliothek der Vernunft) –: «Krankheit» ist *kein* Schicksal, was immer uns die Genetiker (die von nichts als ihrem wahnhaften Selbstgefühl ermächtigt worden sind, ihre windigen Hypothesen als Tatsachenbehauptungen vorzutragen) so alles erzählen; wer sich «richtig», leibgemäß ernährt, im Rhythmus seines Stoffwechsels, wird nicht lebensgefährlich «krank», bevor seine Zellteilungs-Uhr abgelaufen ist (wobei freilich das «ernährt» über den Tellerrand hinaus vieles als Quelle mit umschließt, von der Umwelt als Biotop bis zur Umwelt als Gesellschaft). Die Fleischernährung ist der Fehler überhaupt, die buchstäblich Fleisch gewordene Unvernunft, das Getötete die Quelle des Todes. Ich rede gar nicht von dem, was die Industrie mit unserer Nahrung alles anstellt; das ist ein Skandalkapitel für sich, mit schon endlos vorliegender Extra-Literatur; es wäre auch vergleichsweise simpel zu ändern. Ich rede auch nicht von der dem Egozentrum ebenfalls günstig naheliegenden «ökonomischen» Frage, was es an – gesünderer – Vegetationsnahrung kostet, um jene Tiere heranzuziehen, die dann Fleischnahrung werden: das Siebenfache etwa... wieso hungert ein Drittel der Welt? Ich bin's zutiefst überdrüssig, noch einmal aufzuzählen, was in allen Büchern steht –: kein Unternehmer würde in seinem Betrieb eine Wirtschaft dulden wie diese Idioten-Ökonomie, mit der das Unternehmertum insgesamt den Weltlauf betreibt.

Ich rede allein von dem banalen Faktum, daß «der Mensch», das Wirtstier der «Menschenwürde», biologisch nichts anderes ist als ein, wie auch kompliziert ausgerüstetes, Ende Darm mit Ein- und Ausgang –: was muten Sie ihm alles zu? Fäulnis, Verwesung, Aas zuletzt, auf das er nicht eingerichtet ist, das durch seine Verweildauer unablässig «Gift» ausbreitet und die Ausscheidungsorgane überlastet, das unablässig auch Energie aufzehrt, statt sie zu erzeugen, und am Ende jene Energie, die «das Leben» ist –: lesen Sie das alles nach, wo es längst steht; Sie können, Gewohnheitsmensch, noch viel lernen. Sie können auch Erfahrungen machen (und dann die «wissenschaftlichen» Beweise überhaupt entbehren) – die etwa, wie Ihnen schon nach wenigen Wochen Gegen-Gewöhnung die eigenen Geschmacks- und Geruchssinne die Wahrheit sagen, nämlich daß Sie Leichenteile vor sich auf dem Teller haben: Sie können den Tod durchaus *riechen* – und ihn dann anderswo auch besser wahrnehmen. Und erkundigen Sie sich am besten gar nicht erst mehr bei «der Medizin», die auch nur in bloßen Gewohnheiten steckt; sie ist dumm, nur fraßgierig selbst, und erfolglos als Resultat; Sie werden sie nicht nötig haben, wenn Sie rechtzeitig anfangen, den «Tod» aus Ihren Gedärmen fernzuhalten. Ich streite mich darüber weder mit ihr selbst noch mit ihren unbelehrbaren Opfern mehr; es steht zur Genüge in Stapeln von Büchern beschrieben und in ganzen Stößen von Argumentationen bewiesen, und wer's denn nicht annehmen will, der lasse es bleiben – und lebe weiter mit der tod-sicheren Gewißheit, irgendwann, wenn sein malträtierter Organismus nicht mehr mitmacht, als Tatfolge sogar erst spät, als Lebensziel aber zu früh, trotz all seiner Verachtung für die Pflanzenkost ins Gras zu beißen.

Korrekturen am Kettenkarussell, Vernunftsschritte gegen die Hölle –: sie sind wohl überhaupt nur mit List zu bewerkstelligen. Überlisten wir uns denn – und halten wir uns an das kläglich Machbare. Der Egoismus, «gesund» zu bleiben, lange lebensfähig, ist am Ende, kläglich, vielleicht die einzige verläßliche Instanz, an die zu appellieren wäre; er wird aber vielleicht – in weiter Ferne – auch jene Folgen zeitigen, die den Utopien der Vernunft, die Ethik und Ästhetik, die der wahren Menschenwürde zur Gesetzeskraft verhelfen – bis hin zu jener generellen Schädigungs- und Tötungshemmung, die deren immer noch utopisches Endziel ist: das Zu-sich-selbst-Kommen des Lebens überhaupt. Beginnen wir bei den Tieren; wir beginnen damit bei uns selbst. Der ganze Rest, unendlich, folgt daraus.

Epilog

Warum wir Tiere nicht essen sollen

Helmut F. Kaplan

Es gibt viele Gründe, warum wir Tiere nicht essen sollen. Der wichtigste ist wohl, daß es dafür nicht die geringste Notwendigkeit gibt. Mehr noch: Fleisch zu essen ist nicht nur nicht notwendig, sondern sogar ausgesprochen schädlich – und zwar nicht nur (naheliegenderweise!) für die betroffenen Tiere, sondern auch für die Menschen.

Stichwort *Hunger*: Fleisch zu essen bedeutet gegenüber einer vegetarischen Ernährungsweise eine ungeheure Verschwendung der Nahrungsressourcen unseres Planeten: Die Tiere, deren Fleisch wir essen, benötigen ca. 90 Prozent des Futters, das wir ihnen geben, zur Aufrechterhaltung ihres eigenen Stoffwechsels. Das bedeutet: Wenn wir selbst Pflanzen essen würden, anstatt sie an Tiere zu verfüttern, um dann deren Fleisch zu essen, dann könnten wir zehnmal so viele Menschen ernähren!

Über diesen fatalen Beitrag zum globalen Hungerproblem hinausgehend, fördert unser Fleischessen auch die regionale Verelendung in der dritten Welt. Dort steht nämlich in vielen Ländern die landwirtschaftliche Nutzfläche nicht für die Versorgung der einheimischen Bevölkerung zur Verfügung, weil darauf Futtermittel für die überseeische Viehproduktion, das heißt für unseren Fleischkonsum, angebaut werden.

Stichwort *Umweltzerstörung*: Weil die Fleischproduktion eine so ineffiziente Art der Nahrungsmittelproduktion ist, muß aus den Böden das Letzte herausgeholt werden. Dies geschieht mit massivem Chemieeinsatz – mit Kunstdüngern und sogenannten Pflanzenschutzmitteln. Diese verseuchen das Grundwasser und haben verheerende Auswirkungen auf die menschliche Gesundheit.

Um die großen Mengen an Fleisch zu erzeugen, die heute konsumiert werden, bedarf es vieler Tiere. Viele Tiere bedeuten viele Exkremente. Damit sind wir bei der Gülle. Dieses flüssige Gemisch aus Harn und Kot hat katastrophale ökologische Folgen – unter anderem wiederum: die Verseuchung des Grundwassers.

Die Gewinnung von Land für die Rinderzucht ist eine der Hauptursachen für die Zerstörung des tropischen Regenwaldes. Die Regenwaldzerstörung führt ihrerseits unter anderem zu Flut- und Dürrekatastrophen und forciert den Treibhauseffekt.

Die negativen ökologischen Auswirkungen der Fleischproduktion sind immens und kaum übersehbar. Eine weitere Folge der Fleischerzeugung ist zum Beispiel die enorme Energie- und Wasserverschwendung. Die angeführten Stichworte sollen lediglich dazu anregen, sich hinsichtlich der verheerenden Konsequenzen des Fleischessens für unsere Umwelt einmal näher zu informieren.

Dritter Punkt zum Thema Schädlichkeit von Fleisch für den Menschen: *Krankheit.* Fleisch macht krank – und zwar nicht nur jenes Fleisch, das unter den Bedingungen irgendeines «Fleischskandals» produziert wurde, sondern Fleisch an sich. Hinsichtlich der gesundheitlichen

Risiken des Fleischessens bedarf es heute Gott sei Dank keiner langen Aufklärungsarbeit mehr. Während man früher, einer archaisch-kannibalischen Primitiv-Psychologie folgend, Fleisch mit Kraft und Gesundheit identifizierte – «Fleisch ist ein Stück Lebenskraft» ist ein Relikt dieser Steinzeitlogik –, weiß heute jedes Kind, daß man um so gesünder lebt, je *weniger* Fleisch man ißt.

In Unkenntnis oder trotz der angeführten Fakten glauben viele Menschen noch immer, daß das Töten von Tieren für menschliche Ernährungszwecke ein schwieriges moralisches Problem sei. Dabei ist genau das Gegenteil der Fall: Die Frage nach der Zulässigkeit des Fleischessens bedarf überhaupt keiner besonderen ethischen Theorien oder Überlegungen. Vielmehr handelt es sich hier um einen ganz banalen Interessenkonflikt und um eine daraus resultierende, ebenso banale Güterabwägung.

Dabei geht es auf seiten der Tiere um lebenslanges, schwerstes Leiden, auf seiten der Menschen um einen kurzen Gaumenkitzel. Einzige und einfache Frage: Was wiegt schwerer: das Interesse, lebenslanges, schwerstes Leiden zu vermeiden, oder das Interesse, einen kurzen Gaumenkitzel zu haben?

Das Interessen*ungleichgewicht* gegen das Fleischessen könnte deutlicher und dramatischer überhaupt nicht ausfallen – ganz zu schweigen von den angeführten negativen Folgen des Fleischessens für Mensch und Umwelt, die ebenfalls gegen das Fleischessen sprechen! Keine ethische Theorie auf der Welt kann bei Berücksichtigung dieser Fakten das Fleischessen rechtfertigen. Konsequenterweise laufen auch alle Rechtfertigungsversuche auf die mehr oder weniger gelungene Verleugnung oder Verschleierung der Fakten hinaus.

Fleischessen ist, wie gesagt, alles andere als ein kompliziertes ethisches Problem. Angesichts des spektakulären Interessenungleichgewichts, das hier vorliegt, ist es im Grunde sogar fraglich, ob man *überhaupt* von einem «ethischen Problem» sprechen kann. Denn dies zu tun suggeriert, daß wir es mit einem mehr oder weniger diffizilen Für und Wider zu tun haben, was, wie gezeigt, ja in keiner Weise zutrifft. In anderen Bereichen kämen wir jedenfalls nicht im Traum auf die Idee, von einem «ethischen Problem» zu sprechen, wenn das Interessenübergewicht auf einer Seite *dermaßen* eindeutig und eklatant ist.

Stellen wir uns jemanden vor, der eine ganze Stadt in Flammen aufgehen lassen möchte, um das schöne Feuer bewundern zu können. Wer wollte die Frage, ob die Verwirklichung dieses Wunsches zulässig sei, als «ethisches Problem» bezeichnen? Oder: Jemand möchte einem anderen «zum Spaß» den Kopf abschneiden – ein «ethisches Problem»?

Zurück zum spektakulären Interessenungleichgewicht beim Fleischessen: lebenslanges Leiden gegenüber kurzem Gaumenkitzel. In dieser prekären Situation gibt es für diejenigen, die den nächsten Braten vor dem Zugriff ihres Gewissens retten wollen, nur zwei Möglichkeiten: sie können versuchen, den Wert, das moralische Gewicht des eigenen Gaumenkitzels zu vergrößern oder das Leiden der Tiere zu verkleinern.

Der erste Weg wird selten beschritten. Wer dem eigenen geschmacklichen Interesse am Fleisch nämlich einen derart exorbitanten Stellenwert beimißt, daß es das immense Leiden der Tiere übertrifft, der gerät in eine schwierige und unangenehme Situation. Erstens bricht damit die Argumentationslinie mit der geistigen und moralischen «Höherwertigkeit» des Menschen, die die (Aus-)Nutzung der Tiere rechtfertigen soll, zusammen. Zweitens zeichnet derjenige, der seiner Freßlust solch gigantisches Gewicht verleiht, ein Bild von sich, das auffallende Ähnlichkeit mit Vorstellungen hat, die wir üblicherweise nur mit Tieren, zumal mit Schweinen, in Verbindung bringen: keinerlei «höhere» Interessen, sondern nur primitive, «schweinische» Bedürfnisse und Triebe. «Feinschmeckerei ist das Laster der Seelen, die sonst keinerlei Gehalt haben», hatte schon Rousseau treffend bemerkt.

Die erste Möglichkeit, das eklatante Interessenungleichgewicht beim Fleischessen zu beseitigen, besteht also, wie gesagt, darin, die eigene Freßlust unendlich zu vergrößern. Da diese Strategie, wie gezeigt, recht unerfreuliche und wenig schmeichelhafte «Nebenwirkungen» hat, besinnt man sich in der Regel des zweiten Fluchtweges aus dem moralischen Dilemma: Man versucht das Leiden der Tiere wegzuphantasieren.

«Man könnte die Tiere doch auch leidensfrei aufziehen und töten!» lautet der reflexartig vorgebrachte stereotype Einwand derer, die um den ungetrübten Verzehr ihrer nächsten Mahlzeit bangen. Nur: Was hat die Möglichkeit hier mit der Wirklichkeit zu tun? Zunächst gar nichts. Was immer nämlich auch die theoretischen Möglichkeiten einer leidensfreien Fleischproduktion sein mögen – Tatsache ist, daß das Fleisch, das wir heute überall zu kaufen bekommen, von Tieren stammt, die *gelitten haben*!

Und was ist mit Fleisch aus sogenannter biologischer Tierzucht? Wäre nicht das eine Lösung? Wohl kaum:

– Das Motiv, «biologische» Tierzucht zu betreiben, ist ja kein ethisches, sondern ein ökonomisches: das Füllen der Marktlücke in bezug auf «gesundes», «natürliches», eben «biologisches» Fleisch.
– Die Menschen, die diese Tierzucht betreiben, sind zu einem Großteil dieselben, die früher «normale» Tierzucht betrieben haben oder, schlimmer noch, noch immer betreiben. Das heißt: Hier wird oft von denselben Personen «biologisches» *und* «normales» Fleisch produziert. Wir haben es mit Menschen zu tun, die entweder auf «biologische» Tierzucht «umgesattelt» haben oder die «biologische» und «normale» Tierzucht parallel betreiben. Was dies hinsichtlich der Einstellung gegenüber den Tieren bedeutet, liegt auf der Hand. Um ein Bild zu gebrauchen: Wir haben es hier mit Folterknechten zu tun, die sich zu Kindergärtnern umschulen ließen und die womöglich jetzt beide Berufe gleichzeitig ausüben!
– Schließlich der vielleicht wichtigste Grund, warum die «biologische» Fleischproduktion niemals eine leidensfreie Fleischproduktion sein kann: Auch hier müssen die Tiere, bevor ihr Fleisch auf unseren Teller kommen kann, *geschlachtet* werden. Und die «biologi-

sche» Tierzucht unterscheidet sich, wie schon der Name sagt, von der «üblichen» Tierzucht vor allem in bezug auf die Aufzucht, nicht in bezug auf die Schlachtung! Das ist auch nur konsequent, geht es doch bei der «biologischen» Tierzucht, wie gesagt, nicht darum, die Tiere glücklich zu machen – dafür gäbe es vielleicht bessere Methoden, als sie umzubringen –, sondern darum, die Menschen mit «gutem» Fleisch zu versorgen. Und hierfür spielt die Aufzucht nun einmal eine wichtigere Rolle als die Schlachtung. Die Schlachtung ist auch bei der «biologischen» Tierzucht alles andere als biologisch – ganz abgesehen davon, daß «biologische Schlachtung» schon von den Begriffen her ein absoluter Schwachsinn ist!

Im Zusammenhang mit der «biologischen» Tierzucht kommt oft der merkwürdige, erstaunlicherweise aber tatsächlich ernstgemeinte Hinweis, daß diese Tiere vor ihrem Tod doch immerhin ein «glückliches Leben» gehabt hätten. Ja und? Ist denn das ein Grund, sie jetzt umzubringen? Das ist so, wie wenn sich ein Mörder damit rechtfertigen würde, daß er bei der Auswahl seiner Opfer stets darauf achte, daß sie ein «glückliches Leben» gehabt haben!

Aus den angeführten Gründen ist auch die beste «biologische» Fleischproduktion meilenweit von einer leidensfreien Fleischproduktion entfernt. Es gibt allerdings noch einen viel schwerwiegenderen und prinzipielleren Grund dafür, daß eine leidensfreie Fleischproduktion nicht möglich ist: Der Mensch *ist nicht schlecht genug*, um eine solche Fleischproduktion verwirklichen zu können.

In Wahrheit ist es nämlich nicht so, daß die heute übliche grausame Behandlung der Tiere den Gipfel seelischer Roheit und moralischer Niedertracht markiert. Vielmehr bedeutete die «humane» Aufzucht und Tötung von Tieren für menschliche Ernährungszwecke letztlich eine *noch viel größere* Barbarei und Gemeinheit.

Nehmen wir an, wir würden alle finanziellen, technischen und organisatorischen Voraussetzungen für eine leidensfreie Aufzucht und Tötung von Tieren schaffen: kleine Betriebe, die den Tieren optimale, artgerechte Lebensbedingungen bieten, modernste technische Ausstattung, die einen raschen, überraschenden und schmerzfreien Tod garantiert, kompetentes und gutbezahltes Personal, das ausreichend Zeit für die Betreuung der Tiere hat, usw.

Eine solche «ideale» Fleischproduktion würde nur mit wahren menschlichen Monstern funktionieren! Denn *einerseits* müßten die Menschen, die mit den Tieren umgehen, diese liebevoll behandeln. Damit steht und fällt eine «humane» Fleischproduktion. *Andererseits* wüßten diese Menschen aber, daß diese liebevolle Behandlung ausschließlich auf das – völlig unnötige! – Umbringen ihrer Schutzbefohlenen hinausläuft!

Gerade die theoretisch denkbare Möglichkeit einer leidensfreien Fleischproduktion führt uns die Absurdität der Fleischproduktion *an sich* vor Augen – konkret: die Absurdität des Tötens ohne Notwendigkeit. Nirgends kommt diese psychologische und moralische Perversion deutlicher zum Ausdruck als in der eklatanten Diskrepanz zwischen der liebevollen Pflege der Tiere einerseits und dem eigentlichen und ausschließlichen Ziel dieser Pflege andererseits. – Diese emotionale Schizophrenie und dieser in seiner abgründigen Gemeinheit nicht mehr zu überbietende Vertrauensbruch wären die notwendige Voraussetzung für eine «humane» Fleischproduktion. Man beachte die völlige Deplaziertheit des Begriffs «human» in diesem Zusammenhang – ein Ausdruck und Gradmesser für den unauflöslichen Widerspruch, mit dem wir es hier zu tun haben! – Um zu veranschaulichen, welche emotionalen Monster für eine leidensfreie Fleischproduktion notwendig wären, seien einige Handlungen bzw. Situationen angeführt, die in ihrer psychologischen und moralischen Abgründigkeit mit einer solchen «humanen» Fleischproduktion vergleichbar sind: Wir streicheln unserer Katze liebevoll den Kopf – um ihr im nächsten Augenblick den Hals umzudrehen. Oder: Ein Mann umarmt zärtlich seine Frau – um ihr im nächsten Moment ein Messer in den Rücken zu stoßen. Oder: Wir ziehen unsere Kinder mit aller Liebe auf, sorgen dafür, daß es ihnen an nichts fehlt und daß sie eine sorgenfreie, glückliche Kindheit haben – um sie bei einem bestimmten Gewicht...

Es bleibt nur die bange Alternative: eine «humane» Fleischproduktion (die heute reine Theorie ist und nirgendwo praktiziert wird) mit abgründiger Hinterhältigkeit oder eine «traditionelle» Fleischproduktion mit roher Gewalt – Hinterhältigkeit oder Gewalt gegenüber leidensfähigen Lebewesen, die uns hilflos ausgeliefert sind. Beides wird unser Menschsein, unser Denken, Handeln und Fühlen, nicht unberührt lassen.

ERKLÄRUNG

Fleisch zu essen ist eine Quelle von Gewalt. Wir verursachen damit Gewalt gegenüber Tieren. Aber wir verursachen auch Gewalt gegenüber Menschen. Denn die Anwendung von Gewalt beinhaltet immer die Tendenz zur Ausweitung und Verallgemeinerung. Darauf verweisen in eindringlicher Weise Albert Einstein und Leo Tolstoi: «Nichts wird … die Chancen für ein Überleben auf der Erde so steigern wie der Schritt zu einer vegetarischen Ernährung.» – «Solange es Schlachthäuser gibt, wird es Schlachtfelder geben.»

Angesichts der Gewalt auf der Welt rufen wir alle Menschen guten Willens auf, einen Beitrag zur Gewaltverringerung zu leisten, zu dem jeder sofort und unmittelbar imstande ist: Hört auf, die toten Körper unschuldiger Lebewesen zu essen, setzt Euch für die Abschaffung der Schlachthäuser ein!

Rudolf Bahro, Till Bastian, Karlheinz Deschner, Eugen Drewermann, O.W. Fischer, Lotte Ingrisch, Helmut F. Kaplan, Reinhard Mey, Madeleine Petrovic, Volker Elis Pilgrim, Fred Rai, Luise Rinser, Christiane Rücker, Barbara Rütting, Hans Wollschläger

Wer die Deklaration mitunterzeichnen oder den Vegetarismus aktiv fördern möchte, wende sich an Dr. Helmut F. Kaplan, Postfach 261, A-5010 Salzburg.

Quellennachweis und Hinweise

Alle Autoren dieses Buches sind, sofern nichts anderes vermerkt ist, Vegetarier. Bei Texten ohne Quellenangaben handelt es sich um Originalbeiträge für dieses Buch.

Adams: Bravo (München), 23, 1993, S. 25.

Bebel: Private Unterlagen von Johann Schöfecker, Salzburg. Darüber, ob Bebel selbst Vegetarier war, liegen dem Herausgeber keine Informationen vor.

Busch: Dem Herausgeber liegen keine über die Autorenschaft hinausgehenden näheren Quellenangaben vor.

Dagover: Günther Stolzenberg: Weltwunder Vegetarismus. München: Herp, o. J., S. 49 f.

Deschner: Die Texte bzw. Aphorismen entstammen folgenden Büchern: Warum ich Christ/Atheist/Agnostiker bin (Kiepenheuer & Witsch, Köln); Nur Lebendiges schwimmt gegen den Strom (Lenos, Basel); Ärgernisse (Rowohlt, Reinbek).

Drewermann: Eugen Drewermann: Der tödliche Fortschritt: von der Zerstörung der Erde und des Menschen im Erbe des Christentums. Regensburg: Pustet, [6]1990, S. 90–110, 288–290; exzerpiert v. Hrsg.

Edison: Körperliche und geistige Leistungsfähigkeit. Flugblatt Nr. 4. 1993. Schweizerische Vereinigung für Vegetarismus, Sennwald.

Einstein: PETA News (Washington, D.C.), Vol. 8, No. 4 (Fall 1993), S. 26; übers. v. Hrsg.

Empedokles: Günther Stolzenberg: Weltwunder Vegetarismus. München: Herp, o.J., S. 14. (Empedokles nimmt hier Bezug auf die Vorstellung von der Seelenwanderung.)

Gandhi: «Für mich ist...»: Here's Harmlessness. An Anthology of Ahimsa. Malaga, N.J.: The American Vegan Society, [5]1993, S. 19; übers. v. Hrsg. «Ich glaube, daß...»: Körperliche und geistige Leistungsfähigkeit. Flugblatt Nr. 4. 1993. Schweizerische Vereinigung für Vegetarismus, Sennwald.

Görres: Dem Herausgeber liegen keine über die Autorenschaft hinausgehenden näheren Quellenangaben vor.

Gore: Bravo (München), 23, 1993, S. 25.

Hagen: Gourmet Natur. Fit durch Deutschland. Ausgabe 1994/95. Waldfeucht: Nietsch, 1994, S. 47.

Hofmann: Klaus Gross – Archiv Naturheilkunde, Unterhaching.

Houston: Bravo (München), 23, 1993, S. 25.

Hynde: Gourmet Natur. Fit durch Deutschland. Ausgabe 1994/95. Waldfeucht: Nietsch, 1994, S. 155.

Jackson: Bravo (München), 23, 1993, S. 25.

Kafka: Der Psychologische Aspekt. Flugblatt Nr. 3. 1994. Schweizerische Vereinigung für Vegetarismus, Sennwald.

Kyber: Günther Stolzenberg: Weltwunder Vegetarismus. München: Herp, o.J., S. 42f.

Leonardo da Vinci: Hans Baumgardt (Hrsg.): Vegetarismus gestern und heute. Ritterhude: Waldthausen, 1988, S. 24.

Madonna: Bravo (München), 23, 1993, S. 25.

McCartney, Linda: Transparent (Wien), 6, 1993, S. 5.
McCartney, Paul: «Ich glaube an...»: 12 Fragen und Antworten zum Thema Fleisch. 1993? Folder der Initiative für offensiven Vegetarismus, Hamburg. «Man darf nicht...»: Schutz für Mensch, Tier und Umwelt (Poppenhausen), Februar/März 1994, S. 15.
Meadows: Übers. v. Hrsg.
Mey, Reinhard: Text des gleichnamigen Liedes.
Morgenstern: «Ganze Weltalter von...»: Sina Walden, Gisela Bulla: Endzeit für Tiere. Reinbek: Rowohlt, 1984, S. 204. «Wenn der moderne...»: Private Unterlagen von Johann Schöfecker, Salzburg, Österreich.
Ney: Hans Baumgardt (Hrsg.): Vegetarismus gestern und heute. Ritterhude: Waldthausen, 1988, S. 27.
Ovid: Publius Ovidius Naso: Metamorphosen. München: Artemis, ^{10}1983, S. 559–563, 579 (Buch XV).
Pilgrim: Zehn Gründe, kein Fleisch mehr zu essen. Reinbek: Rowohlt, 1992, S. 13–69; exzerpiert v. Hrsg., Copyright © der Erstausgabe 1985 by Zweitausendeins, Frankfurt am Main.
Plutarch: «Du fragst mich...»: Jean-Jacques Rousseau: Emile oder über die Erziehung. Paderborn: Ferdinand Schöningh, ^{3}1963, S. 157–159. «Für einen Bissen...»: Tom Regan: But for the Sake of Some Little Mouthful of Flesh. In: Tom Regan: The Struggle for Animal Rights. Clarks Summit: International Society for Animal Rights, 1987, S. 80f.; sinngemäß übers. v. Hrsg.
Pope: Günther Stolzenberg: Weltwunder Vegetarismus. München, o.J., S. 31.

Porphyrios: Günther Stolzenberg: Weltwunder Vegetarismus. München: Herp, o.J., S. 22f.
Prince: Bravo (München), 23, 1993, S. 25.
Pythagoras: Hans Baumgardt (Hrsg.): Vegetarismus gestern und heute. Ritterhude: Waldthausen, 1988, S. 28.
Rolland: Sina Walden, Gisela Bulla: Endzeit für Tiere. Reinbek: Rowohlt, 1984, S. 156.
Rousseau: «Ein Beweis, daß...»: Hans Baumgardt (Hrsg.): Vegetarismus gestern und heute. Ritterhude: Waldthausen, 1988, S. 21. Rousseau selbst hat aus seiner Einsicht allerdings offenbar keine Konsequenzen gezogen und weiter Fleisch gegessen. «Feinschmeckerei ist das...»: Jean-Jacques Rousseau: Emile oder über die Erziehung. Paderborn: Ferdinand Schöningh, [3]1963, S. 155.
Schweitzer: «Das Wissen vom...»: Kein Sonnenstrahl geht verloren. Worte Albert Schweitzers. Freiburg: Hyperion, o.J., S. 29f. «Meine Ansicht ist...»; «Nur das Denken...»; «Wahrhaft ethisch ist...»: Stolzenberg: Tolstoi, Gandhi, Shaw, Schweitzer. Göttingen: Echo, 1992, S. 127, 123, 120.
Seneca: Günther Stolzenberg: Weltwunder Vegetarismus. München: Herp, o.J., S. 12.
Shaw: «Ein Mann von...»; «Solange die Menschen...»: G. Stolzenberg: Tolstoi, Gandhi, Shaw, Schweitzer. Göttingen: Echo, 1992, S. 98, 97. «Tiere sind meine...»: Vistara Parham: What's Wrong With Eating Meat? Corona: PCAP Publications, [2]1981, S. 55.
Shelley: Wilhelm Brockhaus (Hrsg.): Das Recht der Tiere in der Zivilisation. München: Hirthammer, 1975, S. 9.

Singer: Quelle beider Zitate: Here's Harmlessness. An Anthology of Ahimsa. Malaga, N.J.: The American Vegan Society, [5]1993, S. 77. «Vegetarier zu sein...»: Übers. v. Hrsg. «Wo es um...»: Übers. übernommen von Anima (Graz), 1, 1988, S. 7.

Steiner: Hans Baumgardt (Hrsg): Vegetarismus gestern und heute. Ritterhude: Waldthausen, 1988, S. 26.

Suttner: Judith Baumgartner: Vegetarismus im Kaiserreich: 1871–1914 – Gesellschaftsveränderung durch Lebensreform? Hausarbeit. Universität München, Institut für Sozial- und Wirtschaftsgeschichte, 1989, S. 107.

Thoreau: Here's Harmlessness. An Anthology of Ahimsa. Malaga, N.J.: The American Vegan Society, [5]1993, S. 77; übers. v. Hrsg.

Tolstoi: «Der Übergang zum...»: Hans Baumgardt (Hrsg.): Vegetarismus gestern und heute. Ritterhude: Waldthausen, 1988, S. 24. «Und da gibt...»: Billy Ray Boyd: For the Vegetarian in You. San Francisco: Taterhill Press, 1987, S. 57; übers. v. Hrsg. «Solange es Schlachthäuser...»; «Wenn der Mensch...»: Günther Stolzenberg: Tolstoi, Gandhi, Shaw, Schweitzer. Göttingen: Echo, 1992, S. 38.

Voltaire: Dem Herausgeber liegen keine über die Autorenschaft hinausgehenden näheren Quellenangaben vor. Voltaire selbst hat aus seiner Einsicht allerdings offenbar keine Konsequenzen gezogen und weiter Fleisch gegessen.

Einige «Ausstiegs»- und Kochbücher

Vegetarisch

Diamond, Harvey und Marilyn: Fit fürs Leben. Goldmann, 1985.

Fischer, Elisabeth: Schnelle vegetarische Küche. Mosaik Verlag, 1993.

Meyer, Axel: Fleisch... oder die Folgen einer unbewußten Eßgewohnheit. Taoasis, 1991.

Moore-Lappé, Frances: Die Öko-Diät. Fischer, 1982.

Moeller, M. L.: Gesundheit ist eßbar. Goldmann, 1991.

Müller-Elze, Rudolf, *Bach,* Wilfried: Gesunder Landbau und gesunde Ernährung. Fischer, 1985.

Rütting, Barbara: Mein neues Kochbuch. Mosaik Verlag, 1984.

Sahni, Julie: Das große vegetarische Indische Kochbuch. Heyne Verlag, 1991.

Skaarup, Kirsten: Vegetarische Vollwertküche. BLV, 1988.

Spencer, Colin, *Sanders,* Tom: Köstlichkeiten für Vegetarier. Orac Verlag, 1987.

Weise, Devenando Otfried, *Frederiksen,* Jenny: Die fünf Tibeter – Feinschmecker Küche. Intergral Verlag, 1993.

Veganisch (auch ohne Milch, Milchprodukte und Eier)

Freese, Martha, *Gutschenreiter,* Irene: Das große Handbuch der vegetarischen Vollwerternährung. Selbstver-

lag, [2]1993. (Bezug: Martha Freese, Allensteinerweg 1, D-25524 Itzehoe)
Madani, M., *Lützner,* H.: Meine erfolgreiche Rheuma-Diät. Gräfe und Unzer Verlag.
Ruthenberg, Silke, *Kirdorf,* Harald: Viva Vegan. Okapi Verlag, 1993. (Bezug: Animal Peace, Im Hahmich 1, D-51570 Windeck)
Spiller, Wolfgang, *Hohler,* Hubert: Vegane Rohkost. Verlag Natürlich und Gesund.
Walker, Herbert: Vollwertig kochen mit Pfiff – ohne tierisches Eiweiß. pala-verlag.

Deutschsprachige Literatur zur Tierrechtsbewegung

Drewermann, Eugen: Der tödliche Fortschritt. Herder Verlag.
Kaplan, Helmut F.: Leichenschmaus – Ethische Gründe für eine vegetarische Ernährung. Rowohlt, 1993.
Pilgrim, Volker Elis: Zehn Gründe, kein Fleisch mehr zu essen. Rowohlt, 1992.
Singer, Peter: Die Befreiung des Tieres. Rowohlt Taschenbuch, Oktober 1995.
Singer, Peter: Praktische Ethik. Reclam, 1984.
Singer, Peter (Hrsg.): Verteidigt die Tiere. Ullstein, 1988.
Teutsch, Gotthard M.: Mensch und Tier: Lexikon der Tierschutzethik. Vandenhoeck und Ruprecht, 1987.
Walden, Sina, *Bulla,* Gisela: Endzeit für Tiere. Rowohlt, 1994.

Wolf, Jean-Claude: Tierethik. Paulusverlag, 1992.
Wolf, Ursula: Das Tier in der Moral. Klostermann, 1990.
Wollschläger, Hans: Tiere sehen dich an oder Das Potential Mengele. Haffmans Verlag, 1990.

Danksagung

Die Idee zu diesem Buch stammt von Norbert Landa. Ihm und Hanne Türk danke ich für die Unterstützung meiner Arbeit.

Folgenden Personen, Organisationen und Redaktionen danke ich für ihre freundliche Unterstützung bei den Recherchen zu diesem Buch: Animal Peace, Windeck, Arbeitskreis für humanen Tierschutz und gegen Tierversuche e.V., Poppenhausen, Wolfgang Baaske, München, Dr. Martin Balluch, Cambridge, Christine Beidl, Graz, Bravo, München, acs, Glendale, USA, Farm Sanctuary, Watkins Glen, USA, Martine Friedmann-Winter, Berlin, Sabine Hohensteiner, Laupheim, Humanitas, Dornbirn, Initiative für offensiven Vegetarismus, Hamburg, Dr. Gerda Krebs, Wien, Norbert Landa, Thedinghausen, Mobilization for Animals e.V., Göttingen-Gleichen, Munzinger Archiv, Ravensburg, MUT – Menschenrecht und Tierrecht e.V., Frankfurt am Main, Hans-Nietsch-Verlag, Waldfeucht, PETA, Washington, D.C., USA, Dr. Franz-Joseph Plank, Rekawinkel, Pythagoras, Wien, Tierversuchsgegner Berlin e.V., Hanne Türk, Thedinghausen, Vegetarian Times, Illinois, USA, Volker Wieprecht, Berlin.